Ecco i dieci punti del codice di Norimberga che delineano i parametri con cui può essere condotta la ricerca sperimentale su soggetti umani.

1. Il consenso volontario del soggetto umano è assolutamente essenziale. Ciò significa che la persona coinvolta dovrebbe avere la capacità giuridica di dare il consenso; dovrebbe essere situato in modo da poter esercitare il libero potere di scelta, senza l'intervento di alcun elemento di forza, frode, inganno, coercizione, eccesso di portata o altra ulteriore forma di costrizione o coercizione, e dovrebbe avere una conoscenza e una comprensione sufficienti di gli elementi della materia coinvolta in modo da consentirgli di prendere una decisione consapevole e illuminata. Quest'ultimo elemento richiede che prima dell'accettazione di una decisione affermativa da parte del soggetto sperimentale gli siano resi noti la natura, la durata e lo scopo dell'esperimento; il metodo e i mezzi con cui deve essere condotto; tutti gli inconvenienti e pericoli ragionevolmente prevedibili; e gli effetti sulla sua salute o sulla persona che possono derivare dalla sua partecipazione all'esperimento.

Il dovere e la responsabilità di accertare la qualità del consenso ricade su ciascun individuo che avvia, dirige o si impegna nell'esperimento. È un dovere e una responsabilità personali che non possono essere delegati ad altri impunemente.

2. L'esperimento dovrebbe essere tale da dare risultati fecondi per il bene della società, non procurabili con altri metodi o mezzi di studio, e non di natura casuale e non necessaria.

3. L'esperimento dovrebbe essere progettato e basato sui risultati della sperimentazione animale e sulla conoscenza della storia naturale della malattia o di altri problemi in studio in modo tale che i risultati previsti giustifichino l'esecuzione dell'esperimento.

4. L'esperimento dovrebbe essere condotto in modo da evitare tutte le sofferenze e lesioni fisiche e mentali non necessarie.

5. Nessun esperimento dovrebbe essere condotto laddove vi sia una ragione a priori per ritenere che si verificherà la morte o lesioni invalidanti; tranne, forse, in quegli esperimenti in cui anche i medici sperimentali servono come soggetti.

6. Il grado di rischio da assumersi non deve mai superare quello determinato dall'importanza umanitaria del problema da risolvere con l'esperimento.

7. Dovrebbero essere fatti preparativi adeguati e strutture adeguate fornite per proteggere il soggetto sperimentale contro possibilità anche remote di lesioni, invalidità o morte.

8. L'esperimento dovrebbe essere condotto solo da persone scientificamente qualificate. Il più alto grado di abilità e cura dovrebbe essere richiesto attraverso tutte le fasi dell'esperimento a coloro che conducono o si impegnano nell'esperimento.

9. Durante il corso dell'esperimento il soggetto umano dovrebbe essere libero di portare a termine l'esperimento se ha raggiunto lo stato fisico o mentale in cui la continuazione dell'esperimento gli sembra impossibile.

10. Nel corso dell'esperimento lo scienziato incaricato deve essere pronto a terminare l'esperimento in qualsiasi momento, se ha motivo probabile di ritenere, nell'esercizio della buona fede, dell'abilità superiore e dell'attento giudizio da lui richiesti che una continuazione dell'esperimento rischia di provocare lesioni, invalidità o morte al soggetto sperimentale.

L'autorizzazione all'uso di emergenza dei vaccini COVID-19 per uso pubblico da parte della Food and Drug Administration e se i mandati che ne sono seguiti costituiscono o meno una violazione del codice di Norimberga si riduce a stabilire cosa definisce "sperimentale". Secondo la sezione 564 del Federal Food, Drug, and Cosmetic Act (FD&C Act), il Segretario della Salute dei Servizi Umani (HHS) può dichiarare che è appropriata un'autorizzazione all'uso di emergenza (EUA) per un prodotto non approvato, a cui quindi dovrebbe consentire alla FDA di farlo autorizzare i prodotti medici o i vaccini non approvati per l'uso in un'emergenza sanitaria pubblica allo scopo di diagnosticare, trattare o prevenire malattie o condizioni gravi o potenzialmente letali causate da vari agenti patogeni. Tuttavia, secondo la legge, ciò è consentito solo se non ci sono alternative valide e adeguate. Nel caso della pandemia di COVID-19, molti sosterrebbero che l'idrossiclorochina e l'ivermectina erano opzioni praticabili in quel momento e che erano sufficienti per gestire la pandemia.

Il nocciolo della questione riguardante l'adesione o la violazione del Codice di Norimberga non riguarda l'autorizzazione all'uso di emergenza (EUA) della FDA per i vaccini non approvati. La questione principale riguarda se i vaccini fossero o meno sperimentali al tempo dell'EUA e se i mandati sui vaccini COVID-19 successivamente applicati dal governo degli Stati Uniti riguardassero o meno un "vaccino sperimentale". Va detto che una raccomandazione del Dipartimento della salute e dei servizi umani secondo cui è giustificata l'autorizzazione all'uso di emergenza per un prodotto medico o un vaccino non costituisce un'approvazione normativa quando si tratta della sicurezza e dell'efficacia del prodotto. Questo è il motivo per cui è facile presumere che sia la raccomandazione dell'HHS per un EUA, sia la successiva autorizzazione all'uso di emergenza da parte della FDA dei vaccini COVID-19 debbano aver significato che i vaccini erano effettivamente approvati per la sicurezza. Questo non è il caso. È scritto nella legge FD&C che un organismo di regolamentazione come la FDA può approvare vaccini non approvati per uso pubblico. La FDA ha approvato i vaccini COVID-19 non approvati per l'autorizzazione all'uso di emergenza nel dicembre del 2020. Non approverebbero il vaccino Pfizer per la sicurezza e l'efficacia fino all'agosto del 2021. Non sorprende che il mese successivo, nel settembre del 2021, il presidente degli Stati Uniti abbia firmato l'esecutivo ordini di imporre la vaccinazione COVID-19 per gran parte della forza lavoro statunitense.

Quindi questo ci lascia concludere che, poiché i vaccini non sono mai stati approvati da un organismo di regolamentazione per la sicurezza e l'efficacia fino all'agosto del 2021, il vaccino Pfizer sarebbe effettivamente rientrato nella classificazione di "sperimentale" tra dicembre del 2020 e agosto del 2021, durante un tempo in cui la vaccinazione era volontaria. Quindi, questo lancio iniziale dei vaccini "sperimentali" non avrebbe violato il codice di Norimberga a causa dell'aspetto volontario coinvolto nella decisione di chiunque di farsi vaccinare. Successivamente, nel settembre del 2021, tuttavia, tale etichetta di "sperimentale" non sarebbe stata applicata al protocollo a 2 dosi del vaccino Pfizer perché era stato effettivamente approvato per la sicurezza e l'efficacia da un organismo di regolamentazione, motivo per cui il governo degli Stati Uniti ha aspettato fino a settembre del 2021, dopo che la FDA ha approvato il vaccino Pfizer per la sicurezza, per iniziare ad avviare mandati di vaccinazione per i lavoratori statunitensi. L'elemento coercitivo dei mandati vaccinali non sarebbe stato in violazione del codice di Norimberga, almeno nel caso del vaccino Pfizer, perché, tecnicamente, il prodotto in questione sarebbe stato approvato per la sicurezza da un organismo di regolamentazione e potrebbe quindi non essere classificato come "sperimentale". Il vaccino Moderna non ha ricevuto l'approvazione della FDA per la sicurezza e l'efficacia fino a gennaio 2022.

Tuttavia, l'approvazione della FDA per la sicurezza e l'efficacia del vaccino Moderna e Pfizer si applicava solo alla serie primaria con cui 2 dosi del vaccino Pfizer o Moderna costituivano la vaccinazione completa. I colpi di richiamo, tuttavia, sono un'altra storia. I colpi di richiamo, da somministrare ogni sei mesi, sarebbero stati poco dopo approvati dalla FDA alla fine del

2021, ma solo con l'autorizzazione all'uso di emergenza, e non per sicurezza ed efficacia. I colpi di richiamo del vaccino bivalente per Pfizer e Moderna sono stati approvati per l'EUA nel 2022, anche prima dell'inizio degli studi clinici. Ciò avrebbe reso i colpi di richiamo "sperimentali" e qualsiasi mandato di richiamo successivo una forma di coercizione in violazione di Norimberga. I colpi di richiamo non sono stati approvati da un organismo di regolamentazione per la sicurezza e l'efficacia e, a questo proposito, gli aspetti coercitivi dei mandati di vaccinazione applicati ai colpi di richiamo sarebbero stati una violazione del codice di Norimberga che proibisce l'uso della coercizione per un trattamento sperimentale . Cfr. punto 1 del Codice di Norimberga. I mandati di richiamo tra il 2021 e il 2023 potrebbero quindi essere considerati una violazione del codice di Norimberga.

Nota dell'autore

Il libro "Vaccines and CMV Reactivation" di Anthony of Boston spiega come i vaccini mRNA COVID-19 stiano causando una temporanea immunosoppressione, permettendo al citomegalovirus (CMV) di riattivarsi, che porta a complicanze come la miocardite e la sindrome di Guillain-Barré e una miriade di altri disturbi. Molti feriti da vaccino hanno riportato problemi legati a coaguli di sangue e manifestazioni neurologiche. Alcuni degli altri effetti avversi riportati dal vaccino includono fuoco di Sant'Antonio, piaghe alla bocca, formicolio alle mani e ai piedi, tinnito, bassa pressione sanguigna, vertigini e cambiamenti di umore. A causa di ciò, è stato dedotto che tutte le suddette patologie possono essere ricondotte a livelli elevati di omocitiina come risultato della riattivazione del CMV.

Il CMV fa parte di una famiglia di herpesvirus che causano la varicella e la mononucleosi. Dopo l'infezione, il CMV di solito rimane dormiente nel corpo, ma può riattivarsi durante periodi di immunosoppressione, che possono essere innescati da vaccini, trasfusioni di sangue e trapianti di organi. In tutti e tre i casi, l'immunosoppressione viene attivata per impedire al corpo di ostacolare il processo. Nel caso dei vaccini, il sistema immunitario del corpo deve essere soppresso in modo che non distrugga l'antigene prima che possa avvenire la presentazione dell'antigene e lo sviluppo dell'anticorpo. Se il sistema immunitario distrugge il virus prima che il corpo possa essere adeguatamente esposto ad esso, lo sviluppo di anticorpi diventa limitato. Nelle trasfusioni di sangue, se il sistema immunitario non viene soppresso, di conseguenza il corpo può trattare i nuovi globuli rossi in arrivo come un patogeno estraneo invasore e quindi procedere alla loro distruzione. Nei trapianti di organi, si applica la stessa dinamica. Se il sistema immunitario non viene soppresso, il corpo può trattare il nuovo organo come un agente patogeno estraneo invasore e impedire il successo del trapianto di organi. Tenendo conto di questo aspetto, si ipotizza che, nel caso dei vaccini, si verifichi un compromesso con il successo dell'implementazione. L'immunosoppressione consente al corpo di passare attraverso il processo di produzione di anticorpi sufficienti per combattere una successiva infezione dallo stesso virus, ma a costo di limitare la risposta all'interferone di tipo 1. La risposta all'interferone di tipo 1 è la prima linea di difesa del corpo contro i patogeni estranei ed è anche ciò che tiene a bada il citomegalovirus. Quando la risposta dell'interferone di tipo 1 è attivata, è in grado di attaccare un virus non appena entra in contatto con la membrana cellulare e quindi impedirgli di iniettare il suo RNA nella cellula. Il risultato è che non ci si ammala.

Tuttavia, quando si tratta di comprendere gli effetti avversi, è qui che le cose si complicano un po'. Ho già spiegato quali sintomi sono stati segnalati riguardo agli effetti avversi del vaccino COVID-19, ma quei sintomi si riferiscono solo a ciò che può verificarsi quando la risposta all'interferone di tipo 1 viene soppressa. Sono stati segnalati altri sintomi di effetti avversi che deduco essere all'estremità opposta dello spettro in contrasto con i sintomi menzionati in precedenza. Ad esempio, alcune persone hanno riferito di avere la pressione bassa a causa della vaccinazione. Allo stesso tempo, però, alcuni hanno segnalato la pressione alta a causa della vaccinazione. Queste sono patologie opposte. Quindi, per cercare di risolvere questa confusione, questo libro nel capitolo 2 formula una teoria sulla salute che divide vitamine, minerali, malattie e altre manifestazioni di salute in parti opposte, proprio nel modo in cui la geopolitica opera a livello globale. Il capitolo 2 di questo libro utilizza un'analogia della seconda guerra mondiale in cui certe vitamine, minerali, malattie e altre manifestazioni fisiche sono essenzialmente allineate contro altre vitamine, minerali, malattie e altre manifestazioni fisiche... a vari livelli, naturalmente. Questo in qualche modo va di pari passo con il modo in cui alcune nazioni erano a favore o contro l'asse o le potenze alleate durante la seconda guerra mondiale. Questa teoria aiuta a spiegare la sintomatologia contrastante per quanto riguarda gli effetti avversi del vaccino COVID-19. Ciò che si dovrebbe estrapolare dopo aver letto i capitoli 1 e 2 è che gli effetti avversi si verificano in due modi. Il primo è come accennato in precedenza, attraverso l'immunosoppressione e la riattivazione del CMV che porta a disturbi come bassa pressione sanguigna, coaguli di sangue, arresto cardiaco, problemi neurologici e iperomocisteinemia. Gli altri effetti avversi che contrastano i suddetti, come l'ipertensione, il cancro turbo, l'infarto e la tachicardia, sono il risultato di una risposta all'interferone di tipo 1 eccessivamente aggressiva, che porta a un numero elevato di globuli bianchi, ipertensione, cancro turbo, ecc. Quindi si può dedurre che questo insieme di sintomi di effetti avversi si verifica nelle persone che hanno assunto i vaccini COVID-19, ma che avevano già un'immunità innata molto robusta e una risposta all'interferone di tipo 1. Essenzialmente, in questo caso, il corpo era inizialmente già preparato per la clearance virale precoce e, dopo aver rilevato i disturbi della membrana cellulare come risultato del sistema di rilascio del vettore virale dai vaccini del vettore virale o del sistema di rilascio delle nanoparticelle lipidiche dai vaccini a mRNA, la risposta all'interferone di tipo 1 non si è indebolita, ma ha invece reagito in modo eccessivo, portando a sintomi correlati a tale reazione, sintomi come ipertensione, numero elevato di globuli bianchi, crescita tumorale, ecc. Questo libro riesce a mostrare come questi sintomi siano intricati correlato citando studi che collegano il conteggio dei globuli bianchi alla pressione sanguigna o alla crescita del tumore, proprio nel modo in cui le nazioni erano collegate tra loro durante la seconda guerra mondiale. Questa teoria aiuta a restringere il motivo dei vari e contrastanti effetti avversi del vaccino COVID-19.

Il libro "Vaccines and CMV Reactivation" è una lettura obbligata che consentirebbe alla comunità medica di raggiungere un consenso organizzato sulla salute, in modo tale che tutti i trattamenti, i medicinali e i vaccini dovrebbero aderire a questo principio fondamentale di base delle parti opposte. Ciò aiuterebbe a mitigare la confusione derivante da informazioni sparse e contrastanti provenienti dalla comunità medica.

Il libro è molto importante per aiutare la persona media a discernere le informazioni sulla salute fornite dai canali dei media tradizionali. In "Vaccini e riattivazione del CMV", imparerai che ci sono due tipi di risposte immunitarie. Uno è innato e l'altro è adattivo. Tieni presente che gli interferoni fanno parte della risposta immunitaria innata. Quando la risposta immunitaria innata fallisce, la risposta adattativa prende il sopravvento. Inoltre, il corpo non può sviluppare un'immunità adattativa (anticorpi specifici per l'antigene) a meno che non vi sia un'adeguata esposizione al virus. Pertanto, affinché si verifichino risposte immunitarie adattative, ciò significa che il virus deve superare la barriera immunitaria innata in modo che il corpo possa sviluppare anticorpi per quel virus specifico. Tuttavia, se la risposta immunitaria innata è robusta, il corpo non ha bisogno di subire la risposta immunitaria adattativa perché la risposta immunitaria innata è stata sufficiente per eliminare il virus prima che potesse iniettare il suo RNA nella cellula. Quindi, non è necessaria la presentazione dell'antigene o lo sviluppo di anticorpi. Non sembra un risultato migliore? D'ora in poi, se ti viene detto che un trattamento o un prodotto specifico inibisce una risposta immunitaria, puoi approfondire chiedendo quale risposta immunitaria? Innato o Adattivo? Una campagna diffamatoria potrebbe tentare di citare studi che affermano che la vitamina D, l'idrossiclorochina o l'ivermectina inibiscono l'immunità adattativa o la presentazione dell'antigene, e allo stesso tempo tralasciano il meccanismo con cui lo fanno. Tieni presente che gli interferoni inibiscono la risposta anticorpale eliminando il virus. Se non c'è il virus, il corpo non ha bisogno di subire la risposta anticorpale. È stato dimostrato che l'ivermectina promuove i geni dell'interferone, che bloccano la replicazione virale e consentono alla persona infetta di riprendersi. Il libro cerca anche di trasmettere un senso di limitazione, che troppo di qualsiasi cosa, anche l'immunità innata o gli interferoni, avrà conseguenze. Mentre gli interferoni possono fermare l'influenza o l'infezione da COVID, un eccesso può innescare altri problemi come la fluidificazione del sangue, la crescita del tumore, l'ipertensione, ecc. La dinamica del lato uno e del lato due cerca di dare un senso al motivo per cui più trattamenti sono efficaci per una determinata malattia e perché i medici sperimentano l'uso di virus per curare le malattie. Ad esempio, il libro menziona come i medici hanno usato il morbillo per curare i malati di cancro.

Il libro poni le basi per come le informazioni dovrebbero essere presentate e comprese. L'essenza principale di questo libro è che diminuendo i propri sintomi e le possibilità di disturbi in un aspetto aumenta le possibilità di sintomi e disturbi in un altro. Questa è solo una realtà della salute umana. Comprendere questo concetto tra le diverse manifestazioni di salute impedirà che le informazioni vengano utilizzate per spingere un'agenda che devia da ciò che è meglio per la salute pubblica.

Vaccini e Riattivazione del CMV

Antonio di Boston

Vaccini e riattivazione del CMV

Copyright © 2023 di Anthony di Boston

Tutti i diritti riservati.

Sommario

La patogenesi di COVID-19 (coronavirus) porta a quella che viene chiamata sindrome da distress respiratorio acuto (ARDS) e ha avuto un impatto in tutto il mondo. L'epidemia ha avuto origine a Wuhan, in Cina, nel dicembre del 2019 e ha iniziato a diffondersi a livello globale intorno alla metà di gennaio del 2020. Nel marzo dello stesso anno, l'Organizzazione mondiale della sanità ha riconosciuto ufficialmente l'epidemia di coronavirus come una malattia pandemica. I sintomi più comuni dell'infezione da COVID-19 sono febbre, affaticamento, tosse e mancanza di respiro, con gli effetti più significativi che sono l'infiammazione e lo stress ossidativo che portano alla sindrome da distress respiratorio acuto (ARDS) e danni agli organi. Il sintomo più comune che porta al ricovero in ospedale è la mancanza di respiro. A partire dalla fine del 2020 sono stati lanciati numerosi vaccini da somministrare alla popolazione generale. Negli studi clinici è stato confermato che il vaccino Moderna sviluppato a Cambridge nel Massachusetts ha un'efficacia del 94%. Il vaccino AstraZeneca ChAdOx1, sviluppato dall'Università di Oxford nel Regno Unito, ha un'efficacia del 90%. Il vaccino è stato testato anche in Brasile, Stati Uniti, India e Sudafrica. Nel 2020, le società tedesche e statunitensi BioNtech e Pfizer hanno iniziato a testare il vaccino BNT162, che è risultato avere un'efficacia del 95%, un'efficacia del 94% nei 65 anni e oltre. La società statunitense Johnson and Johnson ha sviluppato un vaccino che ha un'efficacia dell'85%. Le prime indicazioni hanno mostrato che i vaccini hanno ridotto la possibilità di infezione e diffusione della variante COVID-19 Alpha. L'efficacia dei vaccini, tuttavia, ha iniziato a diminuire quando la nuova variante Delta di COVID-19 ha iniziato a diffondersi in tutto il mondo. Ha avuto origine in India nel febbraio del 2021 ed è stato confermato che è molto più contagioso e trasmissibile rispetto alla variante Alpha originale. L'efficacia dei vaccini è ridotta contro la variante Delta, secondo i ricercatori sui vaccini. La percentuale di riduzione varia. Uno studio statunitense ha rilevato che l'efficacia del vaccino PfizerBioNtech contro Delta è dell'88%, mentre uno studio israeliano rileva che lo stesso vaccino è solo del 64%. efficace. Questo libro ha lo scopo di esaminare gli effetti avversi del vaccino e come si collega alla riattivazione del citomegalovirus e anche sostenere l'uso isolato della vitamina E come misura che potrebbe ipoteticamente alleviare l'affaticamento sintomatico e la mancanza di respiro nelle infezioni da COVID-19 e quindi eventualmente ridurre i ricoveri in ospedale e in terapia intensiva.

A giugno e luglio del 2021, è stato segnalato a livello globale un piccolo numero di casi rivoluzionari. Sia i vaccinati parzialmente che quelli completamente vaccinati sono risultati positivi al COVID-19 con sintomi lievi. Alcuni sono stati ricoverati in ospedale con sintomi più gravi e alcuni sono stati ricoverati in terapia intensiva. Ciò ha corrisposto a una maggiore ondata di infezioni da COVID-19 nei non vaccinati, molti dei quali sono riluttanti a ricevere il vaccino Covid19 a causa di segnalazioni di effetti avversi. Gli ospedali hanno riferito che una percentuale maggiore di coloro che sono ricoverati e ricoverati in terapia intensiva con grave infezione da Covid non sono vaccinati. È stato anche riferito che un numero maggiore di giovani non vaccinati viene ricoverato in ospedale con casi gravi a causa della variante Delta.

Migliaia di effetti avversi fatali correlati al vaccino, che vanno da coaguli di sangue mortali a infiammazioni cardiache e morte cardiaca improvvisa, sono stati segnalati al VAERS Vaccine Adverse Effects Reporting System. Storicamente, è stato stimato che le segnalazioni sul sistema di segnalazione VAERS rappresentino circa l'uno percento dei casi effettivi. In passato, prodotti farmaceutici e altri vaccini sono stati sospesi solo per dozzine di segnalazioni di effetti avversi. Il vaccino contro l'influenza suina nel 1976 fu interrotto quando furono segnalati 15 decessi a causa del vaccino.

Un altro fattore che ha portato all'esitazione del vaccino si è basato su come il CDC ha iniziato a cambiare la sua guida su ciò che i vaccini erano in grado di ottenere per quanto riguarda la lotta al COVID-19. In un primo momento, è stato affermato che se una persona veniva vaccinata contro il COVID-19, non aveva più bisogno di mettere in quarantena e indossare una maschera. Presumibilmente questo significava che i vaccini limitavano la diffusione del virus. Tuttavia, la confusione si è creata quando il CDC ha successivamente modificato il proprio avviso e ha avvertito che i vaccini non hanno impedito la diffusione del virus, ma hanno solo prevenuto malattie gravi e morte. Nell'ottobre del 2022, il portavoce della Pfizer ha ammesso durante un'audizione del Parlamento europeo che il vaccino COVID-19 non è mai stato testato sulla sua capacità di fermare la diffusione del virus. Successivamente, questo libro spiega perché il vaccino aumenta il rischio di infezione, ma riduce le possibilità di malattie gravi e morte, che teoricamente consentono al virus di vivere più a lungo e di mutare. La scienza alla base del vaccino a mRNA è sufficiente per trarre questa conclusione.

L'offuscamento delle informazioni riguardanti il vaccino e le sue capacità ha alimentato la sfiducia, così come un gran numero di teorie del complotto, molte delle quali implicano l'idea che il COVID-19 fosse una bufala e che il vaccino avesse lo scopo di uccidere e ridurre la popolazione. Certo, c'è l'altro estremo che crede che il vaccino non causi eventi avversi e che il milione di eventi avversi riportati sul VAERS sia semplicemente informazioni esagerate e fittizie messe lì da attori ostili. In questo momento, la comunità medica sta cercando di navigare in questa dinamica rivoltante di estremi che stanno usando la situazione COVID-19 per giustificare la propria visione politica personale. Si sostiene che chiunque metta in dubbio la sicurezza del vaccino sia un complottista di estrema destra. Mentre coloro che sostengono il vaccino sono esperti di estrema sinistra decisi a ridurre la popolazione. Questo libro farà ciò che avrebbe dovuto essere fatto dall'inizio del lancio del vaccino, ovvero esaminare obiettivamente le informazioni sul motivo per cui gli effetti avversi si stanno verificando su una piccola parte della popolazione, invece di ignorare o offuscare tali dati per paura di dare aumentare l'esitazione del vaccino. Nascondere i dati impedisce solo il verificarsi di una situazione vantaggiosa per tutti che porterebbe a un risultato di maggiore sicurezza.

Il vaccino, così come il mascheramento, ha funzionato efficacemente per la maggior parte delle persone quando si trattava di prevenire malattie gravi e morte per COVID-19. I vaccini non fermano la diffusione, ma hanno impedito a gran parte della popolazione di morire di COVID-19 grave. Pochi sfortunati, tuttavia, hanno sperimentato effetti collaterali neurologici e cardiaci permanenti del vaccino e migliaia sono morti per complicazioni come miocardite e coaguli di sangue. Dall'inizio della pandemia e del programma vaccinale, si è registrato un aumento significativo della morte cardiaca improvvisa rispetto agli anni precedenti, anche tra i giovani atleti. I ricercatori del Cedars-Sinai hanno utilizzato i dati del CDC e hanno calcolato che l'anno prima della pandemia si sono verificati 143.787 decessi per infarto. Questo numero è aumentato del 14% l'anno successivo nel 2021 a 164.096. L'aumento è stato più significativo tra i soggetti di età compresa tra 25 e 44 anni. I ricercatori hanno notato per il 2021 che il tasso di infarto cardiaco osservato rispetto a quello previsto tra i giovani di età compresa tra 25 e 44 anni è aumentato del 30%.

Solo dai dati che mostrano che gli attacchi di cuore sono aumentati nel 2020 anche prima del lancio del vaccino, diventa difficile individuare il vaccino come unico effettore del picco di decessi correlati al cuore. A questo proposito, diventa giustificato identificare l'antigene del virus COVID-19 come colpevole, il che significa che l'esposizione a COVID-19 tramite infezione, vaccinazione con vettore virale o vaccinazione con mRNA può mettere una persona a rischio di effetti avversi di morte cardiaca improvvisa o infarto perché in tutti e tre i casi il corpo diventa immunosoppresso a causa dell'esposizione all'antigene, che in questo caso sono le proteine spike.

In tutto questo scritto, è possibile collegare COVID-19 e i vaccini COVID-19 alla riattivazione del CMV. In quelli infetti da COVID-19 grave, questa riattivazione del CMV si verifica mentre la malattia progredisce tra quelli già immunocompromessi o quelli che diventano immunocompromessi a causa degli effetti patogeni del COVID-19. Uno studio intitolato "Cytomegalovirus blood reactivation in COVID-19 critically illpatients: risk factor and impact on mortalità" ha rilevato che 88 pazienti su 431 ricoverati in terapia intensiva per COVID-19 grave tra febbraio 2020 e luglio 2021 presentavano segni di riattivazione del CMV. È stata osservata anche una mortalità più elevata tra quelli con riattivazione del CMV. D'altra parte, quando si tratta di vaccinazione, le persone vaccinate contro COVID-19 possono sperimentare la riattivazione del CMV attraverso l'immunosoppressione tramite vaccino. In entrambi i casi, le complicanze della riattivazione del CMV che possono provocare una serie di reazioni avverse come coaguli di sangue, morte improvvisa indotta da miocardite e sindrome di Gullain-Barre sono il risultato della patogenesi del CMV che io ipotizzo sia una grave iperomocisteinemia che porta a un elevato volume medio delle piastrine (MPV) che innesca la trombosi e la trombocitopenia, portando potenzialmente a complicanze fatali dovute a coaguli di sangue, miocardite e sindrome di Guillain Barre, soprattutto tra i giovani poiché la suscettibilità alla riattivazione del CMV è più alta tra coloro nella fascia di età compresa tra 15 e 45. I sintomi dell'iperomocisteinemia rispecchiano quelli sperimentati da coloro che hanno assunto i vaccini COVID-19. I sintomi di livelli elevati di omocitiina sono pelle pallida, debolezza, affaticamento, sensazioni di formicolio che si sentono come spilli e aghi nelle mani, braccia, gambe o piedi. Altri sintomi sono vertigini, ulcere della bocca e cambiamenti di umore, nonché sintomi neurologici. Tutti questi sono sintomi riportati da coloro che sono stati recentemente vaccinati. Alti livelli di omocistiene possono danneggiare il rivestimento delle arterie e causare la coagulazione del sangue molto facilmente, provocando ictus, infarto o embolia polmonare, indipendentemente dalle attività che promuovono la circolazione sanguigna. In genere, se una persona è sedentaria per un lungo periodo di tempo, senza muoversi per ore, il rischio di un coagulo di sangue aumenta a causa della sua inattività. Ma livelli estremamente alti di omocistina possono aumentare il rischio di coaguli di sangue, anche se fisicamente attivi. E questo è dovuto a come sono attivate le piastrine del sangue. Coloro che hanno un'elevata assunzione di caffeina sono a maggior rischio di effetti avversi dovuti alla riattivazione del CMV e alla successiva iper-omocisteinemia. Infatti, tutto ciò che antagonizza la vitamina B12 aumenterebbe il rischio di omocistenemia. Questi includono il potassio e la vitamina C. Quindi possiamo dedurre che la vitamina B12 e altre vitamine del gruppo B avrebbero un ruolo nella mitigazione degli effetti avversi del vaccino. Affinare l'omocisteina come responsabile degli effetti avversi potrebbe essere l'unico modo per distinguere gli individui vaccinati che non soffrono di effetti avversi da quelli che ne soffrono. A questo proposito, apre la porta al proseguimento del programma vaccinale con una leggera modulazione che potrebbe ridurre ulteriormente il numero di effetti avversi segnalati, pur salvando vite umane e impedendo alle persone di soffrire di COVID-19 grave e morte.

Ma nel frattempo, il numero crescente di effetti avversi segnalati veniva liquidato come insignificante. Non sarebbe stato fino all'ottobre del 2022 che il CDC avrebbe rilasciato i dati dal loro programma di dati V-safe che era un'app per smartphone in cui le persone vaccinate potevano segnalare i sintomi post-vaccinazione al CDC. Il CDC ha monitorato le informazioni, ma le ha tenute nascoste fino a quando le azioni legali dell'ICAN (Informed Consent Action Network) hanno portato a un ordine del tribunale che richiedeva al CDC di rilasciare le informazioni. I dati hanno mostrato che circa l'8% dei partecipanti ha avuto una reazione avversa che ha richiesto un intervento medico. Gli ultimi dati del Vaccine Adverse Event Reporting System (VAERS) a dicembre 2022 contengono segnalazioni di 1.494.382 eventi avversi a seguito della vaccinazione COVID-19 tra il 14 dicembre 2020 e il 30 dicembre 2022. All'interno di tale cifra, sono stati segnalati 33.469 casi di morte, 273.916 casi segnalati di lesioni gravi. Dei 33.469 decessi segnalati, 21.074 di questi casi sono stati attribuiti al vaccino Pfizer, 9.330 al vaccino Moderna e 2.896 al vaccino Johnson & Johnson. Nei dati dei decessi segnalati, il 9% si è verificato poco dopo la vaccinazione, cioè entro 24 ore dalla vaccinazione. Il 13% si è verificato entro 48 ore dalla vaccinazione.

Relativamente parlando, questo è un numero piccolo ma estremamente significativo di effetti avversi che sono stati associati ai vaccini COVID-19 (coronavirus), soprattutto considerando il fatto che altri trattamenti e vaccini sono stati interrotti dopo una serie di segnalazioni che non arrivano ovunque vicino alle cifre del rapporto sugli effetti avversi COVID-19. Nel 2021, il vaccino Johnson and Johnson era stato limitato dalla Food and Drug Administration a causa dell'elevato numero di coaguli di sangue segnalati. La formazione di coaguli di sangue dovuta a COVID-19 e ai vaccini deriva da un disturbo chiamato trombosi con trombocitopenia. La trombocitopenia è una condizione in cui la conta piastrinica è molto bassa e, di conseguenza, una persona diventa a rischio di sanguinamento ed emorragia eccessivi. La trombosi, d'altra parte, è una condizione in cui il conteggio delle piastrine è molto alto, mettendo il corpo a rischio di coaguli di sangue. L'effetto combinato di trombocitopenia e trombosi ha creato un enigma medico. Come si tratta un paziente COVID-19 con un basso numero di piastrine combinato con un alto rischio di coagulazione del sangue? In retrospettiva, sono stati soprattutto i coaguli di sangue a colpire i pazienti con infezione da COVID-19, nonché una piccola percentuale di persone che hanno assunto il vaccino COVID-19. Il fattore responsabile di questo risultato era un volume medio elevato delle piastrine (MPV). Quando l'MPV è elevato, il rischio di coaguli di sangue aumenta anche con un basso numero di piastrine. Le piastrine altamente attivate, anche se di basso numero, possono comunque entrare in circolo e formare coaguli. Questa patologia di COVID-19 è correlata all'infezione virale stessa o a una riattivazione del citomegalovirus (CMV) che può verificarsi in coloro che sono immunocompromessi o diventano immunocompromessi a causa dell'infezione da COVID-19 o del vaccino COVID-19.

I vaccini mRNA COVID-19 possono indurre un'immunosoppressione temporanea di breve durata che consente al citomegalovirus (CMV) di riattivarsi in alcune persone in casi molto rari. Questa riattivazione del citomegalovirus può in rare circostanze causare miocardite e sindrome di Guillain-Barré e una miriade di altri disturbi. Il citomegalovirus è altamente ubiquitario in natura e comune nelle persone di tutte le età e fa parte di una famiglia di herpesvirus che sono la causa della varicella e della mononucleosi negli adolescenti. Dopo l'infezione, il CMV rimane dormiente nel corpo della maggior parte degli esseri umani per tutta la vita, ma può riattivarsi durante la soppressione immunitaria. Una ridotta suscettibilità al CMV negli uomini di età superiore ai 45 anni potrebbe essere la ragione per cui si verificano rari casi di miocardite nei giovani che hanno assunto il vaccino a mRNA. La suscettibilità al CMV aumenta tra i 16 e i 45 anni, il che può spiegare l'elevato numero di eventi avversi indotti dal vaccino nei giovani. Inoltre, trattamenti, farmaci e persino vaccini possono sopprimere temporaneamente il sistema immunitario e causare la riattivazione del CMV. Questo è comunque molto raro, ma dovrebbe essere considerato come una possibile causa di rari casi di miocardite e Guillain-Barré in coloro che hanno assunto il vaccino mRNA COVID-19.

Il vaccino ADTP, che è un vaccino che aiuta i bambini di età inferiore ai 7 anni a sviluppare l'immunità alla difterite, al tetano e alla pertosse (pertosse), induce un'immunosoppressione temporanea. Secondo uno studio russo, questo era correggibile utilizzando l'anatossina stafilococcica purificata immunomodulatore. Le vaccinazioni normalmente creano immunosoppressione temporanea. Questo è il motivo per cui ricevere una seconda dose in molto meno di 6 settimane a volte può impedire una risposta completa. Questo è il motivo per cui la 2a dose del vaccino a mRNA viene somministrata 3-6 settimane dopo la 1a dose.

Questi rari casi non tolgono nulla all'efficacia dei vaccini, ma dovrebbero comunque essere riconosciuti. Nel complesso, i vaccini sono altamente efficaci nel mitigare il rischio di infezione quando si tratta di malattie gravi e morte. Tuttavia, ci sono rari casi di effetti avversi e dovrebbe essere fatto ogni sforzo per ridurre al minimo anche la minima possibilità.

Il corpo ha due tipi principali di immunità: immunità innata e immunità adattativa. Sopprimere temporaneamente l'immunità innata è fondamentale affinché il vaccino svolga il proprio lavoro consentendo al corpo di sviluppare un'immunità adattativa formando anticorpi che lo proteggano da future infezioni. Se i vaccini non svolgessero il compito di sopprimere la risposta immunitaria innata, la risposta immunitaria iniziale del corpo ucciderebbe il virus o il patogeno estraneo prima che il corpo abbia la possibilità di creare anticorpi specifici per quel virus. Questa risposta immunitaria iniziale è chiamata risposta all'interferone. La risposta all'interferone di tipo 1 è un'importante difesa antivirale importante per l'attivazione immunitaria. È una delle prime barriere immunitarie innate contro i virus e fornisce una difesa precoce contro l'attività virale. Tuttavia, come accennato in precedenza, il problema con questo è che l'eliminazione precoce dell'attività virale può limitare la dinamica della disponibilità dell'antigene e la successiva risposta anticorpale necessaria per lo sviluppo di più anticorpi circolanti indicativi di una forte immunità adattativa. Fondamentalmente, un'adeguata esposizione all'antigene consente all'organismo di produrre più anticorpi, che fornirebbero protezione contro le successive infezioni del virus. Questa esposizione diventa limitata quando la risposta all'interferone di tipo 1 agisce rapidamente contro il virus e lo elimina. I vaccini COVID-19 inibiscono quindi la risposta all'interferone di tipo 1 in modo che l'immunità attiva e adattativa complessiva possa essere più efficiente. Teoricamente ciò aumenterebbe le possibilità di infezione, ma abbasserebbe le possibilità di malattie gravi e morte. Tuttavia, in questo compromesso di inibizione della risposta all'interferone di tipo 1, il virus può vivere più a lungo, diffondersi tra la popolazione e mutare. Ciò alla fine pone i non vaccinati a serio rischio di infezione mortale poiché il virus è diventato progressivamente resistente al livello anticorpale più elevato dei vaccinati, rendendolo ancora più forte contro il livello anticorpale inferiore dei non vaccinati, cioè se i non vaccinati non si sono sviluppati una robusta immunità innata. Questo teoricamente lascia la popolazione non vaccinata senza altra scelta che farsi vaccinare. Il consenso unanime diventerebbe quindi imperativo. L'intera popolazione deve accettare di vaccinare o accettare di non vaccinare. Non ci potevano essere vie di mezzo. Basterebbero poche persone vaccinate all'interno di una popolazione in gran parte non vaccinata per essere infettate e innescare un ceppo molto più forte del virus sui non vaccinati. Questo è probabilmente quello che è successo in India e in Sud America rispettivamente con le varianti Delta e Lambda. Mentre le vaccinazioni non sono iniziate in India fino a 3 mesi dopo l'emergere della variante delta, le sperimentazioni sui vaccini Covaxin di Bharat Biotech (il vaccino COVID-19 indiano) sono iniziate il 15 luglio 2020 in India. Il pericolo dei vaccinati infetti sui non vaccinati vale anche per i nuclei familiari. Un portatore asintomatico completamente vaccinato può esporre i membri non vaccinati della sua famiglia a un serio rischio di malattia grave, specialmente se quei membri non vaccinati sono già immunocompromessi. Al contrario, in un trattamento che teoricamente opterebbe per una maggiore risposta all'interferone di tipo 1 a scapito dello sviluppo di anticorpi, il virus non durerebbe abbastanza a lungo da rafforzarsi e mutare. In questo scenario, l'immunità adattativa al virus verrebbe inibita e mentre le possibilità di essere infettati sarebbero inferiori a causa della maggiore risposta all'interferone di tipo 1, le probabilità di malattia grave e morte aumenterebbero nel caso in cui la persona venisse infettata. Tuttavia, la diffusione del virus in quello scenario è inferiore. Gli interferoni di tipo 1 sono probabilmente la chiave per ridurre la diffusione del coronavirus poiché la risposta immunitaria innata non è specifica per una variante come lo è la risposta immunitaria adattativa. Se questo è il caso e se l'obiettivo è fermare la diffusione delle varianti COVID-19, un trattamento COVID dovrebbe concentrarsi maggiormente sulla stimolazione della risposta all'interferone di tipo 1. Questo tipo di trattamento per COVID potrebbe essere orale, al contrario dell'iniezione. È stato affermato dal CDC che i vaccinati possono diffondere il virus tanto quanto i non vaccinati.

La malattia è causata da batteri, virus, parassiti o funghi. Questi agenti patogeni sono costituiti da diversi componenti, che sono unici per l'agente patogeno specifico e la malattia che provoca. Il componente dell'agente patogeno che induce l'organismo a produrre anticorpi è chiamato antigene e questo processo di produzione di anticorpi in risposta a un antigene è un aspetto importante dell'immunità. I vaccini contengono parti inattive dell'antigene. Quando queste parti inattive vengono introdotte nel corpo attraverso l'iniezione di vaccino, il corpo risponde producendo anticorpi in risposta ad esso. Questo dà al corpo una certa protezione contro la malattia se dovesse essere esposto ad essa in seguito. Tecnicamente, la parte dell'antigene presentata all'organismo attraverso il vaccino non dovrebbe causare la malattia stessa. Nei vaccini a mRNA utilizzati per COVID-19, la parte dell'antigene utilizzata sono le proteine spike situate sulla superficie del virus. Tuttavia, queste proteine spike non vengono iniettate nel corpo. Invece, il progetto per la produzione di queste proteine spike è codificato nell'mRNA contenuto nel vaccino. Una volta che il vaccino viene iniettato nel corpo, l'mRNA entra nella cellula dove le sue istruzioni vengono tradotte in proteine spike dai ribosomi. Il vaccino ha anche un meccanismo che inibisce la risposta immunitaria innata o la risposta all'interferone di tipo 1 in modo che non agisca sull'mRNA prima che penetri nella cellula. Gli interferoni di tipo 1 tendono a reagire ai disturbi della membrana cellulare. Dopo che l'mRNA è stato tradotto in proteine spike nel citoplasma, la risposta immunitaria adattativa riconosce le proteine spike come agenti patogeni estranei e crea anticorpi che vanno alla cellula infetta, si legano alle proteine spike e le contrassegnano per la distruzione. Una volta rimosso questo agente patogeno, gli anticorpi rimangono nel corpo per un periodo di tempo, attraverso il quale riconoscerà e localizzerà qualsiasi forma simile di quello specifico agente patogeno precedentemente distrutto. Quando il corpo viene successivamente infettato dal virus vero e proprio, gli anticorpi riconosceranno le proteine spike sulla superficie del virus, si legheranno al virus e lo rimuoveranno dal corpo. Questa protezione è variante specifica e dura finché gli anticorpi rimangono nel corpo. Il vaccino COVID-19 offre circa 6 mesi di questa protezione. Quando il virus muta in una variante diversa, entra nel corpo con una diversa forma di proteine spike non riconoscibili da quegli stessi anticorpi. Ciò consente alla nuova variante del virus di eludere la risposta anticorpale poiché tali anticorpi sono stati progettati per rimuovere una forma specifica o precedente di proteine spike (una variante diversa). Questo è quando è necessario un altro vaccino per sviluppare anticorpi contro quello specifico patogeno o variante.

Essenzialmente con l'mRNA, il corpo viene incaricato di creare la parte dell'antigene del virus. Ciò è in contrasto con i normali vaccini, in cui la parte dell'antigene proviene dall'esterno del corpo ed è contenuta nel vaccino prima di essere iniettata nel corpo. L'mRNA dopo che è stato decodificato viene degradato e distrutto dagli enzimi del corpo. Quando i virus stessi attaccano il corpo, la superficie del virus che contiene le proteine spike si aggancia a specifici recettori della cellula ospite. In COVID-19, le proteine spike del virus si attaccano ai recettori ACE2 della cellula ospite prima di fondersi con la membrana cellulare. Questa fusione consente al virus di rilasciare il suo materiale genetico nella cellula. L'RNA di quel materiale genetico viene quindi tradotto dal meccanismo cellulare della cellula in proteine che costituiscono nuove particelle virali. Ecco come si replica il virus.

Qualsiasi soluzione a lungo termine o multivariante al coronavirus richiederà il blocco dell'accesso del virus al recettore ACE2 della cellula. Ciò richiederebbe un vaccino diretto contro le proteine di fusione del virus. Un'altra opzione è bloccare del tutto i recettori ACE2, ma ciò potrebbe avere effetti collaterali. Agire contro le proteine di fusione virale richiederebbe l'identificazione del meccanismo attivato all'interno del sistema immunitario innato al rilevamento della membrana correlata alla fusione cellula-virus disturbi. Uno studio ha rilevato che la risposta cellulare alla fusione della membrana era limitata a una risposta all'interferone di tipo 1, che è un'importante difesa antivirale importante per l'attivazione immunitaria. L'interferone di tipo 1 è essenzialmente ciò che fornisce una difesa precoce contro l'attività virale. Tuttavia, l'eliminazione precoce dell'attività virale potrebbe limitare la dinamica della disponibilità dell'antigene e la successiva risposta anticorpale necessaria per lo sviluppo di più anticorpi circolanti indicativi di una forte immunità adattativa. I vaccini COVID-19 limitano la risposta all'interferone di tipo 1 in modo che l'immunità attiva complessiva diventi più efficiente. Questo aiuta a capire perché il vaccino non è fatto per prevenire l'infezione, ma per prevenire malattie gravi e morte. Limitare la risposta immunitaria iniziale o la risposta all'interferone di tipo 1 ci aiuta anche a dare un senso ai casi rivoluzionari di COVID-19 nelle persone completamente vaccinate.

L'interferone di tipo 1 fa parte della risposta immunitaria innata e tiene a bada anche il citomegalovirus (CMV). È stato riscontrato che la latenza del CMV potenzia l'effetto protettivo della risposta immunitaria innata. Quando l'interferone di tipo 1 viene soppresso, il CMV può riattivarsi, portando a una serie di malattie come la miocardite e la sindrome di Guillain Barre. Questo è estremamente raro nella maggior parte dei casi.

Quanto ho affermato ha senso sul motivo per cui i tassi di infezione da COVID sono più alti tra i vaccinati a tre anni dall'inizio della diffusione di COVID-19. La sottovariante XBB.1.5 di Omicron è stata prevista dal Dipartimento della salute e dell'igiene mentale di New York come più infettiva e trasmissibile tra gli individui vaccinati. In retrospettiva, vediamo che coloro che hanno usato idrossi-clorochina e ivermectina per fermare le prime fasi dell'infezione da COVID-19 avrebbero teoricamente una protezione inferiore da malattie gravi e morte, ma una maggiore probabilità di una clearance virale precoce, consentendo ai loro corpi di reagire come non appena il virus entra in contatto con la membrana cellulare, riducendo al minimo la possibilità che il virus inietti il suo mRNA nella cellula e causi così una grave malattia. Possiamo ipotizzare che potrebbe non essere stato il tasso di vaccinazione a ridurre la diffusione del virus, ma il ruolo della risposta immunitaria innata o della clearance virale precoce svolta da coloro che hanno una forte risposta all'interferone di tipo 1. Anche il mascheramento ha svolto un ruolo enorme nel contenere la diffusione del virus.

Il successo della somministrazione di vaccini non è l'unico processo in cui è necessaria l'immunosoppressione per raggiungere l'obiettivo primario. Nel caso dei vaccini, l'obiettivo primario è stimolare l'immunità adattativa e lo sviluppo di anticorpi per varianti specifiche e ridurre la probabilità di morte nel probabile evento di infezione da un agente patogeno mortale. Proprio come la vaccinazione richiede di sopprimere la nostra risposta immunitaria innata e impedirle di distruggere il patogeno estraneo prima che possa avvenire la presentazione dell'antigene e lo sviluppo di anticorpi, anche il trapianto di organi richiede la soppressione della risposta immunitaria innata e, come i vaccini, anche il processo di trapianto di organi comporta effetti avversi come la riattivazione del CMV. Il sistema immunitario innato protegge il corpo riconoscendo quando un agente patogeno estraneo entra in contatto con la membrana cellulare e quindi attaccandolo prima che possa iniettare il suo RNA nella cellula, che impedirebbe l'infezione. Durante un trapianto d'organo, se la risposta immunitaria innata non viene soppressa, il sistema immunitario del corpo può rilevare il nuovo organo come agente patogeno estraneo e innescare un rigetto del trapianto. Lo stesso accade con una trasfusione di sangue: se il sistema immunitario innato non viene soppresso, il sistema immunitario può attaccare i globuli rossi introdotti tramite trasfusione di sangue perché il sistema immunitario non riconosce quei globuli rossi come identici ai propri. Questa dinamica è il motivo per cui l'immunosoppressione è necessaria per il successo dell'implementazione di vaccini, trapianti di organi e trasfusioni di sangue. Tuttavia, in tutti e tre, arriva una conseguenza della soppressione della risposta immunitaria innata. E quella conseguenza è la riattivazione del CMV che può innescare complicazioni come la morte improvvisa correlata alla miocardite e la sindrome di Guillain-barre. Il CMV rimane tipicamente latente nella cellula ospite, ma rimane opportunista riguardo alla riattivazione quando la risposta immunitaria innata viene soppressa.

Avere una solida immunità al COVID-19 non è niente da festeggiare e questo libro spiegherà perché. La salute è in gran parte composta da due lati essenzialmente opposti l'uno all'altro. Ecco perché posso supporre che il basso tasso di COVID-19 in Africa sia dovuto alla maggiore sospettabilità del continente all'ebola, che è una patologia diversa da COVID-19, una patologia che in teoria si opporrebbe all'infezione da COVID-19. Possiamo anche applicare questo viceversa, l'infezione da COVID-19 in teoria si opporrebbe all'infezione da ebola. Pertanto, le nazioni più suscettibili ai coronavirus e all'influenza sarebbero meno suscettibili all'ebola e ai virus gastrointestinali, e viceversa, le nazioni meno suscettibili ai coronavirus sarebbero più suscettibili all'ebola e ai virus gastrointestinali. Questo è il motivo per cui si potrebbe non essere in grado di celebrare la propria capacità di combattere un tipo di infezione perché potrebbe essere un'indicazione di un rischio maggiore di un'altra forma di infezione. Quelli negli Stati Uniti che hanno un'elevata risposta immunitaria innata a COVID-19 potrebbero essere più suscettibili all'ebola e ai virus gastrointestinali, se l'ebola o i virus gastrointestinali si diffondessero negli Stati Uniti.

Ecco un esempio di come la patologia dei virus gastrointestinali e quella dell'influenza/coronavirus siano tra loro antitetiche. Il norovirus, un virus gastrointestinale, può persino essere un alleato del sistema immunitario contro le malattie respiratorie. I ricercatori non sono stati in grado di capire come il norovirus possa eludere la risposta immunitaria nascondendosi nelle cellule intestinali. In un test sui topi, i ricercatori hanno notato che nei primi giorni dopo l'infezione, le cellule T reagiscono fortemente e possono controllare il virus, ma dopo 3 giorni le cellule T non sono più in grado di rilevare il norovirus. Mentre il norovirus non è stato rilevato, la funzione delle cellule T è rimasta attiva. Ipotizzo che il norovirus regoli il sistema immunitario prima di rifugiarsi nelle cellule intestinali. I norovirus utilizzano due proteine (p48 e p22) per bloccare la via secretoria dell'ospite e impedire le risposte immunitarie. Le vie secretorie dell'ospite mediano il traffico intracellulare di proteine, lipidi e molecole come mediatori immunitari come citochine e chemochine. Quando i virus sono in grado di sovvertire il traffico della via secretoria, sono in grado di potenziare la loro patogenesi. La proteina del fattore di virulenza 1 (VF1) del norovirus antagonizza l'induzione delle citochine. Questo può anche servire da segnale per le cellule immunitarie per non attaccare il virus. La proteina strutturale minore del norovirus VP2 sopprime la presentazione dell'antigene.

La presentazione dell'antigene è una componente chiave dell'immunità adattativa. La proteina del fattore 1 di virulenza del norovirus (VF1) che antagonizza l'induzione delle citochine può servire a ipotizzare che il norovirus possa ridurre sia la tempesta di citochine che la patogenesi di COVID-19. Questo è un postulato estremo. Mentre molti dei farmaci immunosoppressori come gli inibitori della Janus chinasi usati per ridurre la tempesta di citochine hanno effetti collaterali delle stesse manifestazioni sintomatiche tipiche del norovirus, che sono nausea, vomito e diarrea, i farmaci immunosoppressori possono ridurre la capacità del corpo di combattere altre infezioni e potrebbero aumentare rischio di essere infettati da COVID-19. Il norovirus, d'altra parte, ha dimostrato solo di eludere la risposta immunitaria, ma non necessariamente di inibirla come farebbero gli immunosoppressori. Infatti, il sistema immunitario rimane perfettamente funzionante mentre il virus si nasconde inosservato nelle cellule intestinali.

Il fattore di virulenza del norovirus 1 (VF1) è il componente del norovirus che antagonizza l'induzione delle citochine. È possibile che l'isolamento di questa proteina possa portare a ricerche avanzate sui modi per inibire completamente la patogenesi di COVID19 in relazione alla tempesta di citochine. Ciò manterrebbe la risposta immunitaria neutralizzata anziché soppressa.

Due principali biomarcatori nella mortalità da COVID-19 sono il basso numero di piastrine e l'alto volume medio di piastrine (MPV). La conta piastrinica determina il numero di piastrine nel sangue e vengono prodotte nel midollo osseo e rilasciate nel flusso sanguigno. Queste cellule circolano all'interno del flusso sanguigno e si uniscono quando individuano i vasi sanguigni danneggiati. Questo atto di unione delle piastrine è chiamato coagulazione. Quando la conta piastrinica è bassa, meno di queste cellule sono disponibili nel flusso sanguigno per la coagulazione. Quando ciò accade, si riduce la capacità di una persona di formare coaguli, il che aumenterebbe quindi le possibilità della persona di sanguinamento interno ed emorragia. Quando la conta piastrinica è alta, più di queste cellule sono presenti nel flusso sanguigno per la coagulazione. Più alto è questo numero, più una persona è a rischio di sviluppare coaguli di sangue.

Il volume medio delle piastrine è la dimensione e la reattività di quelle piastrine. Un volume piastrinico medio più alto indica che le proprie piastrine sono più grandi della media. Sono anche più giovani poiché sono stati recentemente rilasciati dal midollo osseo. Per questo motivo, è stato riscontrato che le piastrine più grandi subiscono un'attivazione più rapida e sono molto iperattive. Ciò aumenta il rischio di coaguli di sangue indipendentemente dal numero di piastrine. D'altra parte, un volume piastrinico medio inferiore indica che le dimensioni delle piastrine sono inferiori alla media. Un volume piastrinico medio inferiore indica anche che le piastrine sono più vecchie e meno attive. Ciò pone una persona più a rischio di un disturbo emorragico indipendentemente dal numero delle piastrine.

La patologia di COVID-19 spesso fa sì che gli infetti presentino un basso numero di piastrine con un alto volume piastrinico. Entrambi questi fattori sono stati associati a un aumento della mortalità. Poiché i coaguli di sangue sono più prevalenti in quelli con COVID-19 grave, si può dedurre più facilmente che il volume medio elevato delle piastrine è il biomarcatore chiave e che il basso numero di piastrine può semplicemente essere il tentativo del corpo di mantenere l'omeostasi.

Capitolo 2: Ipotesi di guerra virale

Per quanto inverosimile possa sembrare. Il norovirus che è un virus che provoca vomito e diarrea, potrebbe essere un agente terapeutico contro il COVID-19. Ciò che è interessante del norovirus è che la sua patologia può presentare un caso opposto a COVID-19 quando si tratta di piastrine. Uno studio sulla gastroenterite da rotavirus, che è un virus dello stomaco molto simile al norovirus, ma riscontrato principalmente nei bambini piccoli, ha rilevato che il volume medio delle piastrine era molto più basso nei bambini affetti da gastroenterite da rotavirus rispetto a quelli che non lo erano. Hanno anche scoperto che la conta piastrinica era più alta nelle persone infettate dal rotavirus.
https://www.ncbi.nlm.nih.gov/pmc/articles/PMC4359417/

Questo è esattamente l'opposto di ciò che sta accadendo in COVID-19. La connessione tra rotavirus e norovirus è che entrambi vengono trasmessi tramite contatto fecale-orale, quindi è probabile che condividano una patologia simile. Un'altra nota interessante è che il volume medio basso delle piastrine riscontrato nella gastroenterite da rotavirus era associato a malattie infiammatorie gastrointestinali, mentre l'alto volume medio delle piastrine nel COVID-19 era associato all'infiammazione delle vie respiratorie. Sarebbe interessante vedere se un aumento dell'infiammazione gastrointestinale è associato a una diminuzione dell'infiammazione respiratoria. In tal caso, può essere messa in atto una semplice guerra contro i virus. Il norovirus o il rotavirus potrebbero teoricamente essere convertiti in agenti terapeutici nella lotta contro il COVID-19 grave.

Uno studio intitolato "Il sequenziamento dell'RNA delle cellule infette da Norovirus murino rivela l'alterazione trascrizionale dei geni importanti per il riconoscimento virale e la presentazione dell'antigene" ha scoperto che il Norovirus murino è un potente simulatore della risposta immunitaria innata. È stato scoperto che induce la risposta dell'interferone di tipo 1 che è responsabile della clearance virale precoce. Tuttavia, l'eliminazione precoce dell'attività virale può limitare la dinamica della disponibilità dell'antigene e la successiva risposta anticorpale necessaria per lo sviluppo di più anticorpi circolanti indicativi di una forte immunità adattativa. Questo è essenzialmente ciò che sta accadendo con l'infezione da norovirus e spiega perché la traduzione delle proteine del norovirus murino è inibita. La risposta dell'interferone attacca il virus nel suo stato pre-fusione, impedendogli di rilasciare il suo RNA nella cellula ospite per la trascrizione. (Ipotizzo che questo processo di eliminazione virale prima della fusione si manifesti come disturbi gastrointestinali: nausea, vomito e diarrea.) Di conseguenza, nel caso del norovirus, il virus si ritira nelle cellule intestinali e vi rimane. Poiché la presentazione dell'antigene e la produzione di anticorpi erano inibite, il virus non veniva rilevato dal sistema immunitario. Questo è problematico per la ricerca sui vaccini per il norovirus poiché il norovirus è un virus che attiva l'organismo per inibire il trascrittoma della cellula ospite. Ciò significa che il successo del trattamento per il norovirus richiederebbe un meccanismo che inibisca la risposta dell'interferone di tipo 1, che ci porta alla patologia di COVID-19.

Il virus COVID-19 fa l'opposto del norovirus. Inibisce la risposta dell'interferone e innesca in modo significativo il trascrittoma della cellula, rilasciando il suo materiale genetico (RNA) nella cellula ospite per la trascrizione. (Ipotizzo che questo trascrittoma postfusionale si manifesti come disturbi respiratori: affaticamento, tosse e febbre). Pertanto, il corpo è in grado di produrre una maggiore quantità di anticorpi neutralizzanti attraverso la presentazione dell'antigene da parte delle cellule dendritiche. A volte con COVID-19, il meccanismo cellulare della cellula ospite può essere eccessivamente attivato e causare una risposta infiammatoria chiamata tempesta di citochine, che può portare a danni agli organi. Ancora una volta, questo è contrario a come opera il norovirus. Il norovirus riduce significativamente i recettori delle citochine. Questo aspetto del trascrittoma cellulare attivato in COVID-19 rende molto più facile per i ricercatori sviluppare un vaccino poiché COVID-19 non inibisce la presentazione dell'antigene e la produzione di anticorpi. Pertanto, il vaccino COVID-19 può semplicemente esporre il corpo a una parte morta dell'antigene e innescare il corpo per produrre anticorpi in risposta. Il corpo sarà così protetto se esposto al virus in futuro. Questo non è il caso del norovirus poiché il virus stesso inibisce la presentazione dell'antigene. Un vaccino contro il norovirus dovrebbe innescare un meccanismo nel corpo che inibirebbe immediatamente la risposta all'interferone di tipo I non appena il norovirus si presenta nel corpo. Non avrebbe niente a che fare con gli anticorpi. Poiché si ipotizza che norovirus e coronavirus siano completamente antitetici tra loro, un componente di ciascun virus può essere utilizzato come vettore in un vaccino per l'altro. Un componente del norovirus può essere utilizzato come vettore in un vaccino per il coronavirus. E un componente del coronavirus può essere utilizzato come vettore in un vaccino per il norovirus. Un vaccino vettore virale differisce da un vaccino a mRNA. Nei vaccini a mRNA, la parte dell'antigene non è nel vaccino, ma è codificata nell'mRNA contenuto nel vaccino. Una volta che il vaccino viene iniettato nell'organismo, l'mRNA entra nella cellula dove le sue istruzioni vengono tradotte in quelle proteine che costituiscono la parte dell'antigene. La risposta immunitaria quindi riconosce le proteine come agenti patogeni estranei e crea anticorpi che vanno alla cellula infetta, si legano alle proteine e le contrassegnano per la distruzione.

Una volta rimosso questo agente patogeno, gli anticorpi rimangono nel corpo per un periodo di tempo, attraverso il quale riconoscerà e localizzerà qualsiasi forma simile di quello specifico agente patogeno precedentemente distrutto. Quando il corpo viene successivamente infettato dal virus vero e proprio, gli anticorpi riconoscono l'antigene, si legano al virus e lo rimuovono dal corpo. Questa protezione dura finché gli anticorpi per quel virus rimangono elevati nel corpo. I vaccini vettoriali virali, d'altra parte, sono simili in quanto utilizzano le cellule del corpo per produrre l'antigene. Tuttavia, invece dell'mRNA, usano un virus modificato per fornire il codice genetico del antigene. Il vantaggio qui è che innesca sia la risposta all'interferone di tipo 1, sia la risposta alla produzione di anticorpi. Ciò fornirebbe protezione dalle infezioni e anche protezione dopo l'infezione.

Comprendere la dinamica delle patologie contrapposte tra i virus può aiutare a capire che esiste un conflitto più ampio all'interno del corpo che coinvolge numerosi processi che operano in opposizione ad altri processi. Questa filosofia sulla salute fisica descriverà come il corpo viene mantenuto da infiniti confronti e conflitti tra vitamine e minerali. Quando uno sopraffà un altro per lo stesso sito recettore per troppo tempo, ne consegue la malattia. Finché la battaglia rimane uniforme, la salute sarà il risultato. È questa la storia completa della salute? No. Un altro aspetto della salute fisica è la presenza di invasori esterni (virus) e questo è quando le cose diventano un po' più complesse. Quando qualcosa di estraneo entra nel corpo e ne derivano i sintomi, la soluzione potrebbe non essere sempre così semplice come bilanciare una carenza di vitamine o minerali derivante da una vitamina o minerale che prevale su un altro. Per comprendere l'essenza di questa teoria sulla salute, immagina tutte le vitamine e i minerali che consentono al corpo di funzionare. Ora immagina che metà di queste vitamine o minerali e le loro funzioni salutari risultanti appartengano a un lato della salute e l'altra metà appartenga a un altro lato della salute con questi 2 lati essenzialmente opposti l'uno all'altro e in questa opposizione, vengono prodotti alcuni sintomi di una malattia peggio o meglio quando una vitamina o un minerale da un lato entra nel corpo e migliora la capacità di quell'intero lato di vitamine e minerali da cui proviene..... mentre, allo stesso tempo, indebolisce la capacità di assorbimento di vitamine e minerali dall'altra parte di Vitamine e minerali. In sostanza, capire che la riduzione di una serie di sintomi peggiora sempre un'altra serie di sintomi. Una buona analogia dei contendenti per ogni lato della salute è l'Asse della Seconda Guerra Mondiale e le potenze alleate. Mentre la Germania, il Giappone e l'Italia sono paesi diversi con agende diverse, il successo di un paese nella seconda guerra mondiale equivaleva al successo degli altri in quell'alleanza e, allo stesso tempo, equivaleva a un indebolimento dell'alleanza avversaria. Lo stesso vale per le potenze alleate di Stati Uniti, Russia e Gran Bretagna. Il successo di uno di quei paesi nella seconda guerra mondiale ha giovato all'intera alleanza, indebolendo l'altra alleanza.

La vitamina o il minerale appena introdotto è sempre il più forte in termini di assorbimento da parte dell'organismo. Ora, mentre alcuni invasori esterni (virus o germi) consentono a un insieme di vitamine e minerali di sopraffare un altro e vengono facilmente distrutti semplicemente assumendo vitamine e minerali antagonisti dall'altro lato e semplicemente correggendo la carenza, altri virus potrebbero (forse) entrare il corpo e attaccare entrambi i lati del conflitto vitaminico e minerale. Una buona analogia è che il Giappone attacca la Cina mentre i nazionalisti cinesi e i comunisti cinesi si combattevano l'un l'altro durante la seconda guerra mondiale. Ora hai una situazione in cui devi scegliere da che parte potenziare prima per indebolire il virus. Ciò indebolirebbe o esaurirebbe un'altra serie di vitamine e minerali e aggraverebbe ulteriormente una parte dei sintomi negativi derivanti dal virus, ma l'atto di abilitare una parte danneggia il virus e riduce una serie di sintomi. Ora che il virus è danneggiato, non può essere distrutto fino a quando l'altro insieme di vitamine e minerali, che vengono soppressi a causa della presenza delle vitamine e dei minerali antagonisti che combattono il virus, non arriva il suo turno per colpire il virus. Ora, a loro volta per combattere il virus, la loro presenza sopprime la precedente serie di alleanza vitaminica e minerale che si è rivolta prima al virus. Questo aiuta a eliminare alcuni sintomi derivanti dalla precedente soppressione, ma riporta i sintomi che derivano dalla soppressione delle vitamine e dei minerali che per primi hanno combattuto il virus ma che sono stati ridotti quando quel primo insieme di vitamine e minerali è stato abilitato per l'assorbimento da parte del corpo. Ora il virus è ulteriormente ferito, ma il corpo soffre ancora dei sintomi della carenza. In teoria, una volta che il virus viene eliminato andando avanti e indietro tra consentire a ciascuna alleanza avversaria di combattere il virus, il conflitto originale di entrambi i lati delle alleanze vitaminiche e minerali alla fine ritorna e la necessità di correggere semplicemente la carenza attraverso l'assunzione di vitamine o minerali risulta senza la presenza del virus. Va anche notato che il potere dei virus di consentire a un'alleanza di vitamine/minerali di sopraffare l'altra alleanza di vitamine/minerali può aiutare a curare i disturbi presenti. Se uno ha un disturbo attualmente nel corpo, un virus in arrivo può portare i rinforzi necessari all'alleanza oppressa per superare l'imposizione di vitamine/minerali dell'altra alleanza causata dal disturbo attuale. Anche i medici di oggi stanno iniettando pazienti malati con altre malattie per combattere la loro malattia attuale. Ad esempio, il virus del morbillo viene talvolta utilizzato per aiutare le persone a combattere il cancro. Quindi, usando la nostra teoria sulle alleanze vitaminiche e minerali e la sua opposizione attaccata simultaneamente da un invasore (virus) esterno, esamineremo il virus ebola. L'ebola è un virus che entra nel corpo attraverso i fluidi corporei e si trova spesso nei pipistrelli e nelle scimmie. Una volta che una persona viene infettata dal virus Ebola, il virus stesso si attacca ed entra in una cellula e inizia il processo di replicazione. Così facendo riesce a distruggere la parte della cellula che allerterebbe i globuli bianchi del sistema immunitario, che solitamente attaccherebbero il virus e lo ucciderebbero. Quindi, in sostanza, la soppressione iniziale dei globuli bianchi è ciò che provoca la prima serie di sintomi di febbre, mal di gola, dolori articolari, dolori muscolari, debolezza, mal di testa (secondo i Centers for Disease Control). Secondo il CDC, questi sono anche gli stessi sintomi dell'influenza/coronavirus. Ciò rende più importante vedere questo come ciò che sta facendo il virus e non tanto il virus stesso. Nella mia osservazione, i sintomi dell'influenza/coronavirus sono solo un lato dell'alleanza vitamina/minerale che si afferma sull'altra alleanza. Ma per semplicità, restringeremo le alleanze opposte a 2 vitamine principali, la vitamina A dell'alleanza 1, una sostenitrice dei sintomi simil-influenzali/coronavirus e la vitamina E, un'antagonista dei sintomi simil-influenzali/coronavirus dell'alleanza 2. Come affermato in precedenza, proprio come le alleanze nella seconda guerra mondiale, la presenza e l'affermazione di una rafforza essenzialmente l'affermazione dell'intera alleanza di cui fa parte, mentre indebolisce l'affermazione dell'avversario e la sua alleanza. Quindi, con questa prima serie di sintomi dell'ebola, abbiamo un'eccessiva affermazione di vitamina A, che sosterrebbe quei sintomi iniziali simili a influenza/coronavirus e basso numero di globuli bianchi, e allo stesso tempo sosterrebbe la soppressione dell'opposizione Vitamina E e la sua alleanza, che equivarrebbe automaticamente alla capacità di antagonizzare sintomi simili a influenza/coronavirus e basso numero di globuli bianchi. In teoria, la soluzione per affrontare la prima parte dell'ebola sarebbe solo un semplice protocollo di trattamento per l'influenza/coronavirus. (Ritengo che la vitamina E sia il miglior combattente contro i sintomi dell'influenza/coronavirus). Qui è dove abbiamo un problema. Per quanto ne so, il primo stadio dell'ebola non riduce il numero di globuli bianchi, uccide solo il segnalatore e quindi lascia i globuli bianchi ignari di ciò che sta facendo il virus. Un'analogia sarebbe irrompere in un edificio ma modificare le telecamere in modo che le guardie di sicurezza non vedano nessuno irrompere nell'edificio. In quello scenario, hai dei ladri che entrano nell'edificio e prendono tutto senza che le guardie se ne accorgano. Quindi questo ci porta al secondo stadio dell'ebola, che sono i problemi gastrointestinali insieme alla febbre. Ora, a questo punto, i globuli bianchi sono stati allertati e stanno lanciando una reazione su vasta scala. Secondo il CDC, la febbre di solito persiste durante questa fase insieme ai problemi gastrointestinali di vomito e diarrea. Il dilemma qui è che poiché la vitamina A è un sostenitore dei sintomi dell'influenza/coronavirus, la vitamina E, che in realtà sosterrebbe i problemi gastrointestinali e l'alto numero di globuli bianchi, avrebbe dovuto portare alla soppressione dei sintomi simil-influenzali/coronavirus nella sua lotta contro la vitamina A per il sito del recettore. Dal momento che non conosco il calendario dei sintomi dell'ebola, devo ipotizzare che la febbre aumenti immediatamente prima dell'inizio dei problemi gastrointestinali e poi diminuisca lentamente (anche se ancora presente) poiché la vitamina E e la sua alleanza insieme ai suoi sintomi sintomatici le caratteristiche (dovute all'eccessiva affermazione) di nausea, vomito e diarrea si affermano con forza e alla fine superano i problemi simili all'influenza / coronavirus e il loro supporto dalla vitamina A. Secondo alcune ricerche, questo è il punto di svolta per l'ebola sopravvivenza. Sembra giustificare un'altra ipotesi che coloro che sopravvivono all'ebola sperimentino un effetto di bilanciamento durante quella fase (che equivale alla salute) e coloro che non sperimentano quell'equilibrio, finiscano per dover affrontare una completa acquisizione da parte della questione della vitamina E/gastro. correlazione. Poiché la vitamina E è anche un anticoagulante, questa valutazione si allineerebbe con il risultato finale di morte per emorragia causata da sangue sottile per i malati di ebola. Durante la fase 2, poiché la vitamina E aumenta la pressione sanguigna nel suo ingresso iniziale, dovrebbe esserci un aumento della pressione sanguigna durante la sua affermazione ad un certo punto nella fase 2 dell'ebola. Poiché questa valutazione concluderebbe che l'ebola è semplicemente una reazione eccessiva dei globuli bianchi a causa del fatto che inizialmente i globuli bianchi non sono in grado di individuare la presenza del virus, si può concludere che la sopravvivenza dell'ebola si baserebbe sulla capacità del corpo di limitare questa reazione eccessiva. Secondo l'American Family Physician-Baptist Regional Cancer Institute, un numero elevato di globuli bianchi è un'emergenza a causa del rischio di emorragia e infarto cerebrale.

Ciò dedurrebbe che globuli bianchi/vitamina E/diluizione del sangue/problemi gastrointestinali/emorragie sono tutti correlati. La valutazione complessiva dedurrebbe che i sintomi dell'influenza/coronavirus e i problemi gastrointestinali sono intrinsecamente non correlati e sono in realtà nemici naturali. Se il 2° stadio dell'ebola è una manifestazione intensificata sia dei sintomi dell'influenza/coronavirus sia dei sintomi gastro senza alcuna transizione di una serie di sintomi che prevalgono e sopprimono l'altro, allora il virus dell'ebola assume una struttura più complicata con la necessità di scoprire come il sangue l'assottigliamento può verificarsi senza un'eccessiva presenza di globuli bianchi e vitamina E. Se la vitamina E viene soppressa e provoca sintomi di influenza/coronavirus contemporaneamente alla soppressione della vitamina A causando problemi gastrointestinali, con la replicazione virale stessa che è il fattore che causa i sintomi e le carenze di entrambe le parti opposte, allora si deve decidere quale lato dell'alleanza vitaminico/minerale potenziare per primo per iniziare il processo di indebolimento del virus riportando l'equilibrio vitaminico/minerale a un livello normale e sapendo che si potenzia l'alleanza indebolirebbe il virus ma esacerberebbe una parte dei sintomi fino a quando l'alleanza vitamina/minerale soppressa non arriva il suo turno per amplificare la sua presenza nel corpo al fine di combattere il virus.

Una buona prospettiva verso la salute non sarebbe curare una malattia, ma ammalarsi in un modo che dovrebbe opporsi a una malattia attuale nel proprio corpo. La salute dovrebbe essere vista come un pendolo oscillante o un metro che ha due estremità opposte, con ciascuna estremità che rappresenta una malattia diversa, in cui più si è malati verso un'estremità dello spettro, meno si è malati dall'altra estremità dello spettro. lo spettro. Ecco le immagini per percepire come i sintomi dell'influenza/coronavirus e la malattia gastrointestinale appaiano su uno spettro alle estremità opposte, e anche come la malaria e l'anemia falciforme facciano lo stesso. Immagina che la barra sullo spettro sia l'influenza vitaminica per portare le barre a un'estremità dall'altra.

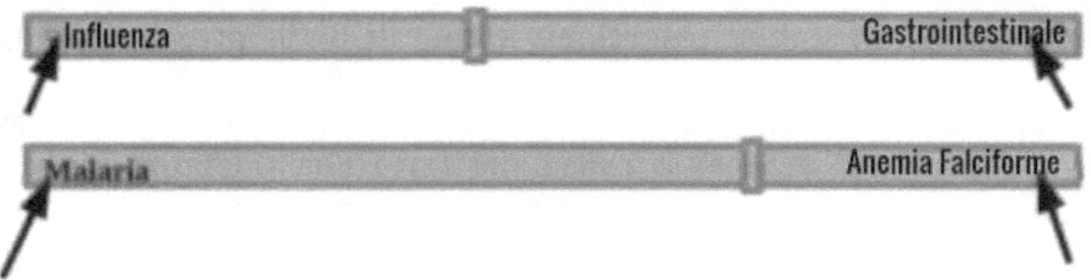

È risaputo nella comunità medica che l'anemia falciforme, che è un disturbo dei globuli rossi in cui l'emoglobina, un componente dei globuli rossi necessario per portare ossigeno ad altri organi del corpo, in realtà fornisce alcune protezioni contro un'altra malattia chiamata Malaria. La malaria di solito proviene da punture di insetti e provoca sintomi simili all'influenza/coronavirus (febbre, brividi, dolori muscolari, mal di testa). In altre parole, quelli con l'anemia falciforme presente nel loro corpo hanno pochissime possibilità di contrarre la malaria. L'anemia falciforme, di cui l'emoglobina risulta essere atipica, deformando così i globuli rossi a forma di falce, di solito presenta sintomi di anemia, debolezza e affaticamento, gonfiore alle mani e ai piedi e ittero (ingiallimento della pelle). Lo studio più notevole sul motivo per cui l'anemia falciforme fornisce protezione contro la malaria è stato condotto da Michael P. Soares, ricercatore presso l'Instituto Gulbenkian de Ciencia (IGC), in Portogallo. Lui e il suo team, di cui facevano parte Ana Ferreira, una ricercatrice post-dottorato, e il Prof. Ingo Bechman, hanno ingegnerizzato topi geneticamente per produrre una copia dell'emoglobina falciforme e dopo aver esposto i topi alla malaria, hanno scoperto che le lesioni cerebrali solitamente associate a La malaria era assente. In questo caso, è stato riscontrato che l'emoglobina falciforme atipica respingeva il parassita della malaria senza interferire con la capacità del parassita di infettare.

La dinamica falciforme/malaria si allinea con l'ipotesi riguardante l'ebola e i globuli bianchi/vitamina E e il suo antagonismo con i sintomi simil-influenzali/coronavirus (vitamina A). Secondo la ricerca medica, è stato riscontrato che l'anemia falciforme è correlata a un numero elevato di globuli bianchi. Quindi, applicando i nostri concetti da quanto detto sull'ebola nelle pagine precedenti, possiamo concludere che la protezione dell'anemia falciforme contro la malaria sarebbe direttamente correlata con il suo numero naturale di globuli bianchi se la nostra valutazione per l'ebola nella fase 2 indica un transizione della vitamina E/globuli bianchi/sorpasso gastrointestinale della presa del sintomo simile a vitamina A/influenza/coronavirus sul corpo. L'attuale trattamento per ridurre i sintomi dell'anemia falciforme comporta l'assunzione di un medicinale su prescrizione chiamato Hydroxyurea, che abbassa il numero di globuli bianchi. Ciò di per sé implica che il conteggio dei globuli bianchi sia una componente importante dei problemi derivanti dall'anemia falciforme. Si dice che un numero elevato di globuli bianchi danneggi i vasi sanguigni lacerando costantemente le pareti dei vasi sanguigni, che è esattamente ciò che accade nella febbre emorragica da ebola.

Possiamo basarci su questo trasferendo questi concetti a un'altra malattia che porta sintomi simili all'influenza/coronavirus, l'HIV (virus dell'immunodeficienza umana). L'HIV è una malattia a trasmissione sessuale che agisce sul corpo distruggendo i globuli bianchi nel corpo. In tal modo, rende una persona meno in grado di combattere le infezioni. Nelle fasi avanzate, le persone che soccombono alle fasi successive dell'HIV, che si chiama sindrome da immunodeficienza acquisita (AIDS), di solito muoiono a causa di qualunque infezione sia in grado di entrare nel corpo a causa della mancanza di globuli bianchi per combatterla. Con la valutazione di questo scritto che l'ebola è una reazione eccessiva dei globuli bianchi, che sono supportati dalla vitamina E ed elevati nell'anemia falciforme (con sia la vitamina E che l'anemia falciforme antagonista alle malattie che portano sintomi di febbre simili a influenza/coronavirus /debolezza muscolare), si può presumere, continuando con questo modello, che l'HIV, che distrugge i globuli bianchi, sarebbe significativamente contrastato da un ambiente corporeo infetto da anemia falciforme o ebola di stadio 2 quando ne conseguono problemi gastrointestinali. È interessante notare che in un articolo su www.blackaids.org scritto da Mark Mascolini per conto dell'International Aids Society, si dice: "L'anemia falciforme riduce le probabilità di infezione da HIV di circa il 70%, secondo l'analisi di 423.431 registrazioni di adulti africani- Americani ricoverati in ospedale dal 1997 al 2009. Al contrario, l'anemia falciforme ha aumentato le possibilità di infezione da virus dell'epatite B o C (HBV o HCV)."

Quindi questo conferma la nostra valutazione secondo cui qualsiasi cosa correlata a un numero elevato di globuli bianchi, che è supportato dalla vitamina E, si opporrà a qualsiasi cosa associata ai sintomi dell'influenza/coronavirus. Lo studio riguardante l'HIV e l'anemia falciforme ha dimostrato che l'anemia falciforme ha effettivamente aumentato le possibilità di infezione da epatite B o C. Dalla nostra valutazione, è facile presumere che la ragione di ciò sia perché l'epatite B e C, a differenza dell'HIV, è associata a un elevato conta dei globuli bianchi. Nelle fasi successive dell'epatite C, un fegato infiammato provoca l'esaurimento della vitamina A immagazzinata (la vitamina E antagonizza la vitamina A) e un forte aumento del numero di globuli bianchi (la vitamina E supporta un numero elevato di globuli bianchi). Se l'epatite C è questo attacco graduale al fegato fino a quel punto, allora l'epatite C deve essere associata a un numero elevato di globuli bianchi, il che conferma perché l'anemia falciforme aumenterebbe la possibilità di infezione per l'epatite C. L'epatite C, in tal caso, sarebbe fondamentalmente diverso dall'HIV. L'epatite B e C sono fondamentalmente le stesse, la differenza sta nel modo in cui vengono trasmesse. L'epatite C viene trasmessa attraverso il sangue e l'epatite B viene trasmessa attraverso i fluidi. Poiché l'epatite B e C è associata a un numero sempre più elevato di globuli bianchi, l'anemia falciforme, che indica automaticamente un numero elevato di globuli bianchi, presenterebbe un ambiente che supporta la crescente elevazione dei globuli bianchi dell'epatite e il conseguente danno al fegato . A questo punto, stiamo gradualmente formulando l'idea che l'aumento della conta dei globuli bianchi non sia esattamente la risposta del corpo alle infezioni in generale, ma le condizioni necessarie per la presenza di alcune malattie nel corpo. Significa che un globulo bianco più alto deve essere considerato come combattere un'infezione e contemporaneamente creare un problema e che proprio come alcune malattie vengono mitigate usando la medicina per aumentare il numero di globuli bianchi, altre malattie vengono mitigate usando la medicina per diminuire il sangue bianco conta cellulare. Non sarebbe un caso che i farmaci usati per curare la falce e l'epatite abbiano effetti collaterali che abbassano il numero dei globuli bianchi.

Utilizzando le informazioni fino ad ora, possiamo allineare il conteggio dei globuli bianchi, la vitamina E, gli interferoni di tipo 1 e l'assottigliamento del sangue. Sebbene gli anticorpi siano un tipo di globuli bianchi, la loro formazione richiede la soppressione della conta dei globuli bianchi e la risposta all'interferone di tipo 1, quindi possiamo mettere la formazione di anticorpi in opposizione alla conta dei globuli bianchi. Possiamo anche posizionare farmaci immunosoppressori sul lato opposto del numero di globuli bianchi poiché gli immunosoppressori abbassano il numero di globuli bianchi.

Se portiamo questo oltre al Cancro, possiamo mostrare come questa dinamica continui a correlarsi. Ci vengono fornite ricerche che mostrano come un numero elevato di globuli bianchi sia associato a un aumento del rischio di mortalità per cancro. Il fumo di sigaretta nella comunità scientifica medica è una causa ampiamente riconosciuta di un elevato numero di globuli bianchi. Il fumo di sigaretta è anche un fattore ampiamente riconosciuto nel causare il cancro ai polmoni. Da solo questo, possiamo probabilmente estrapolare che un numero elevato di globuli bianchi è un fattore di rischio per il cancro. Poiché in questo scritto è stato stabilito che la vitamina E è un sostenitore naturale dell'alto numero di globuli bianchi, ora possiamo vedere come la ricerca scientifica sul cancro si allinea con questo. L'Accademia Sahlgrenska dell'Università di Gotheburg ha condotto uno studio sull'effetto antiossidante sul cancro del polmone nei topi. Dopo che ai topi è stata somministrata vitamina E e un farmaco chiamato N acetilcisteina, i ricercatori hanno scoperto che i tumori del cancro ai polmoni acceleravano in risposta alla vitamina E e causavano la morte dei topi molto più velocemente rispetto ai topi con cancro ai polmoni a cui non era stata somministrata la vitamina E.

Martin Bergo, professore al Sahlgrenska Cancer Center, Università di Göteborg. In un altro studio condotto a Shanghai, le donne non fumatrici sono state valutate per il rischio di cancro e l'integrazione di vitamina E. In quello studio è stato riscontrato che le donne che hanno mantenuto una dieta a base di vitamina E avevano un rischio significativamente più elevato di sviluppare il cancro ai polmoni, in particolare gli adenocarcinomi, che è un tipo di tumore che può svilupparsi in qualsiasi parte del corpo compresi i polmoni.

L'anemia falciforme viene collegata a questo studio sul cancro perché la ricerca ha scoperto in uno studio della California che quelli con anemia falciforme hanno un rischio maggiore del 72% di sviluppare la leucemia, che comporta una rapida sovrapproduzione di globuli bianchi.

L'anemia falciforme, che costituisce un numero più elevato di globuli bianchi, fornisce un ambiente compatibile per il cancro. Un altro studio che utilizzava dati ospedalieri in Inghilterra ha scoperto un'incidenza di cancro da tre a 10 volte superiore tra i pazienti con anemia falciforme per tumori ematologici e un aumento del rischio di cancro del colon, cancro della pelle non melanoma, cancro del rene e cancro della tiroide.

Per continuare a scoprire più legami tra le condizioni che provocano un elevato numero di globuli bianchi, diamo un'occhiata a cosa succede quando il cancro si confronta con l'antagonista della vitamina E, la vitamina A. In uno studio condotto dall'Ecole Polytechnique Federale de Lausanne, i ricercatori hanno scoperto che i tumori del cancro del colon sono il risultato di un gene disattivato responsabile della soppressione del tumore. Questo gene è chiamato gene HOXA5. In quello studio, hanno scoperto che il fattore responsabile della sua riattivazione era la vitamina A. "Nei topi che avevano il cancro al colon, il trattamento con retinoidi (vitamina A) bloccava la progressione del tumore e normalizzava il tessuto. Facendo tornare indietro il gene per gli HOXA In seguito, questo trattamento ha eliminato le cellule staminali tumorali e prevenuto la metastasi negli animali vivi. I ricercatori hanno ottenuto risultati simili con campioni prelevati da pazienti reali".

In uno studio del gene HOXA5, che è stato attivato dalla vitamina A, sul cancro del polmone, è stato scoperto che la proliferazione delle cellule del cancro del polmone non a piccole cellule è inibita dall'espressione del gene HOXA5. Ipoteticamente, poiché la vitamina A ha attivato il gene e bloccato la progressione del cancro del colon, la vitamina A dovrebbe anche attivare lo stesso gene HOXA5 per il cancro del polmone e successivamente bloccarne la progressione. Il gene HOXA5 attivato dalla vitamina A è collegato all'inibizione della proliferazione delle cellule tumorali in una serie di tumori come il colon, il polmone, lo stomaco, il collo dell'utero e il seno. Un fatto interessante sulla vitamina A e il cancro del colon è che molti di coloro che hanno scelto di curare il cancro del colon con mezzi naturali attraverso la dieta hanno riscontrato un notevole successo bevendo succo di carota, che è ricco di beta carotene, un precursore della vitamina A. Su un sito web chiamato www.chrisbeatscancer.com, due persone, Ann Cameron e Ralph Cole, hanno scritto come hanno curato completamente il loro cancro semplicemente bevendo succo di carota senza cambiare nient'altro nella loro dieta. Ann Cameron ha pubblicato un libro sulla sua esperienza intitolato "Curare il cancro con le carote".

Per capire perché gli studi sull'integrazione di vitamina A sul cancro del polmone non sono stati all'altezza di questo chiaro legame tra vitamina A e cancro è forse dovuto al fatto che potrebbe essere necessario coinvolgere qualcos'altro nell'integrazione di vitamina A. Troviamo nella vitamina E che la maggior parte delle fonti naturali come noci e oli sono molto povere di zuccheri. Questo potrebbe indicare la mancanza di necessità della presenza di zucchero per garantire l'assorbimento. Tuttavia, con il beta carotene, la maggior parte delle fonti naturali come carote, pomodori, peperoni rossi, melone e patate dolci contengono quantità generose di zuccheri naturali.

Questo deve indicare un requisito per la presenza di zucchero affinché la vitamina A venga assorbita. Mentre la vitamina A è liposolubile (richiede la presenza di grasso per essere assorbita), il suo precursore, il beta carotene, non lo è. Se lo studio della vitamina A che riattiva il gene HOXA5 nel cancro è direttamente collegato all'esperienza dell'uso del succo di carota da parte di Ann Cameron per curare completamente il cancro al colon, allora la vitamina A necessaria per attivare il gene HOXA5 negli esseri umani deve essere correlata alla "vitamina A con il beta carotene come precursore." Se ipotizziamo che la riattivazione del gene HOXA5 da parte della vitamina A sia subordinata al corretto assorbimento del beta carotene come precursore della vitamina A, pur necessitando della presenza di zucchero per effettuare una corretta conversione, possiamo quindi riferisci che la necessità della presenza di zucchero è un altro aspetto che gioca un ruolo nella dinamica del conteggio dei globuli bianchi.Se la crescita del tumore canceroso è collegata a un numero elevato di globuli bianchi e la vitamina A è collegata all'attivazione di un processo che inibisce quel tumore crescita, con lo zucchero come prerequisito, allora si può ipotizzare che una glicemia più alta sia correlata a un numero di globuli bianchi più basso mentre una glicemia più bassa è correlata a un numero di globuli bianchi più alto e quindi a un rischio più elevato di tumori cancerosi. Poiché l'anemia falciforme è collegata a un numero più elevato di globuli bianchi e un numero più elevato di globuli bianchi è correlato a un abbassamento della glicemia, l'anemia falciforme, di per sé, dovrebbe costituire un basso rischio di glicemia elevata. In recenti studi di Mary Elizabeth Lacy della Brown University School of Public Health, utilizzando la glicemia a digiuno per misurare il rischio di diabete, lei e i suoi colleghi hanno scoperto che non vi è alcuna indicazione di una prevalenza più alta o più bassa del diabete negli afroamericani con anemia falciforme rispetto a quelli senza. Tuttavia, quando si utilizza il test dell'emoglobina A1c, che misura il rischio di diabete misurando la quantità di glucosio che si attacca ai globuli rossi, hanno scoperto che il test ha determinato una prevalenza molto inferiore di diagnosi di diabete per coloro che avevano il tratto falciforme rispetto a coloro che avevano il tratto falciforme. quelli che non l'hanno fatto..... anche se i livelli di zucchero nel sangue erano simili per entrambi. Poiché i globuli rossi nell'anemia falciforme non vivono così a lungo, i globuli rossi hanno meno tempo per raccogliere il glucosio, e questo è il motivo per cui le letture Alc dedurrebbero minori incidenze di diabete nel gruppo falciforme.

Tuttavia, non vi è alcuna conferma che i risultati di A1c per il tratto falciforme non siano correlati a fattori biologici. Quando si tratta di diabete di tipo 1 e di tipo 2, è stato riscontrato che il diabete di tipo 1 è associato a un numero inferiore di globuli bianchi (Hillson Rowan. Il diabete e il sangue - globuli bianchi e piastrine) e il tipo 2 è associato a un numero più alto di globuli bianchi conteggio delle cellule del sangue. La differenza tra i due è che nel diabete di tipo 1 non viene prodotta insulina. Nel diabete di tipo 2 c'è insulina, ma non abbastanza. La maggior parte degli studi ha rilevato che il rischio di diabete di tipo 2 è più elevato in quelli con un numero di globuli bianchi più elevato. Il problema qui è che la mia ipotesi che un più alto livello di zucchero nel sangue sarebbe correlato a un numero inferiore di globuli bianchi si allinea con lo studio per il tipo 1, ma non per il tipo 2. L'unico modo per risolvere questo dilemma di confusione su come il diabete (tipo 1 e 2) potrebbe dedurre due diversi fattori di globuli bianchi, è allineando il risultato dell'alto WBC associato al tipo 2 NON con i livelli di zucchero nel sangue, ma con i livelli di insulina. Poiché il consumo di più zucchero comporta la produzione di più insulina in individui non diabetici, l'aumento del rischio di tipo 2 deve essere correlato all'esaurimento della produzione di insulina da parte del corpo con il consumo di zucchero in eccesso. Ciò dedurrebbe che qualsiasi non diabetico che esegue il test per un numero elevato di globuli bianchi ed è quindi a maggior rischio di sviluppare il diabete di tipo 2, deve essere considerato anche un elevato consumatore di zuccheri. In tal caso, la sua risposta insulinica dovrebbe giustificare un numero elevato di globuli bianchi. Rendendo l'insulina il fattore per il conteggio dei globuli bianchi, si deve presumere che coloro che sono stati testati per un numero inferiore di globuli bianchi che non hanno sviluppato il diabete non abbiano avuto l'assunzione di zucchero e quindi la risposta insulinica che avrebbe giustificato un alto numero di globuli bianchi conta cellulare. Ciò indicherebbe naturalmente un minor rischio di sviluppare il diabete. Questa applicazione di insulina ai globuli bianchi è ancora in linea con il test relativo al diabete di tipo 1 in cui ovviamente non vi è alcuna risposta insulinica e quindi un basso numero di globuli bianchi. La differenza è che qualcuno non diabetico con un basso numero di globuli bianchi correlato al basso uso di insulina ha a che fare con la necessità di non aver bisogno di usare molta insulina per una minore assunzione di zucchero, al contrario di un diabetico di tipo 1 il cui basso livello di bianco il conteggio delle cellule del sangue è indicativo del fatto che l'insulina non ha a che fare semplicemente con l'impossibilità di produrre insulina, indipendentemente dalla quantità di zucchero consumata. Ciò dedurrebbe anche che lo zucchero da solo senza essere influenzato dall'insulina abbasserebbe il numero di globuli bianchi. Tornando a come l'attivazione del gene HOXA5, che inibisce la proliferazione delle cellule tumorali, sia il risultato della vitamina A (dal beta carotene e che necessita della presenza di zucchero), possiamo dedurre che il diabete abbasserebbe il rischio di alcuni tumori. I ricercatori dell'Università norvegese di scienza e tecnologia e dell'Università di Trondheim, hanno scoperto che dopo aver analizzato 1677 casi di cancro ai polmoni, la sopravvivenza a 1, 2 e 3 anni nei pazienti con cancro ai polmoni con e senza diabete mellito era del 43% contro 28 %, 19% contro 11% e 3% contro 1%, rispettivamente.

Poiché si ritiene che un'insulina più elevata aumenti il rischio di cancro al colon, l'effetto della vitamina A (che riattiva HOXA5 che successivamente inibisce la crescita delle cellule tumorali) deve in qualche modo ruotare attorno al rallentamento della produzione di insulina. "In uno studio pubblicato da Morales-Oyarvide et al nel Journal of the National Cancer Institute, i ricercatori hanno scoperto che i pazienti con cancro al colon in stadio III che avevano il più alto "carico insulinico dietetico" - il livello di insulina prodotta dal corpo in risposta alla dieta - avevano il DOPPIO delle probabilità di avere una recidiva o morire di cancro al colon rispetto ai pazienti con il carico più basso.La tendenza si manteneva indipendentemente dal livello di attività fisica ed era particolarmente forte nei pazienti obesi, hanno scoperto i ricercatori.

Quindi, in sostanza, poiché l'insulina più elevata è un fattore così forte nella mortalità per cancro al colon, qualsiasi effetto alleviante, come il processo di attivazione della vitamina A/HOXA5, deve essere correlato a un'inversione rispetto a questo elevato carico di insulina. Per dare un senso alla vitamina A attraverso il beta carotene che inverte il cancro al colon, si deve concludere che lo zucchero/beta carotene/vitamina A è necessario per ridurre la risposta all'insulina nel corpo. Poiché l'insulina viene solitamente rilasciata dall'organismo in risposta allo zucchero, valutare l'uso dello zucchero per ridurre la risposta all'insulina è una contraddizione. Tuttavia, in uno studio intitolato " Effetti dello zucchero, del sale e dell'acqua distillata sui globuli bianchi e sulle cellule piastriniche" condotto nel 2016, i ricercatori hanno scoperto che la conta dei globuli bianchi si abbassa per alcune ore (2 - 6) subito dopo aver mangiato dolci. Quindi, se lo usiamo in combinazione con un'insulina alta che equivale a un numero elevato di globuli bianchi e quindi una prognosi infausta per il cancro del colon, possiamo risolvere la necessità di zucchero e un corretto assorbimento del beta carotene (per trasformarsi in vitamina A) come un'inversione totale di quelle cause per il cancro del colon al fatto che lo zucchero abbassa temporaneamente il numero di globuli bianchi, e quindi abbasserebbe temporaneamente la risposta all'insulina e la mortalità per cancro al colon. Il diabete, in questo caso, ridurrebbe il rischio di cancro al colon solo se la risposta insulinica è bassa. In alcuni casi di diabete di tipo 2, mentre la sensibilità all'insulina è ridotta (il che significa che le cellule non assorbono zucchero dal sangue), il pancreas produce ancora una grande quantità di insulina nel flusso sanguigno. In quello scenario, il tipo 2 aumenta il rischio di cancro al colon. Se la sensibilità all'insulina viene ridotta insieme a una mancanza di produzione di insulina da parte del pancreas, il diabete di tipo 2, in tal caso, ridurrebbe il rischio di cancro al colon.

Per riassumere, possiamo immaginare come si allineano i lati della salute rispetto ai globuli bianchi. Di seguito è riportato un layout che possiamo logicamente estrapolare dagli scritti finora. Abbiamo 2 lati che sono fondamentalmente opposti l'uno all'altro al punto che qualsiasi fattore da un lato può opporsi a qualsiasi fattore dall'altro lato. Ad esempio, l'influenza/coronavirus dal lato due della salute rappresenterebbe un'influenza oppositiva sul cancro dal lato uno.

Lato uno della salute
Risposta all'interferone di tipo 1
Globuli bianchi alti
Insulina nel sangue alta
Cancro
Problemi gastronomici
Vitamina E
Anemia falciforme
Ebola fase 2

Lato due della salute
Formazione di anticorpi
Globuli bianchi bassi
Bassa insulina nel sangue
sintomi influenzali/coronavirus
Vitamina A (betacarotene, zucchero)
Malaria

Possiamo estrapolare che poiché la vitamina E è dalla parte dei globuli bianchi superiori, la vitamina E può interrompere qualsiasi malattia correlata a sintomi simil-influenzali/coronavirus (di solito un indicatore di eccessiva affermazione di vitamina A (beta carotene)), ma migliorare qualsiasi malattia correlata a problemi gastrointestinali / vascolari / fluidificanti del sangue. Se un fattore da un lato viene presentato al corpo quando è già presente un altro fattore da quello stesso lato, i sintomi peggiorerebbero.

Con un elenco generato, possiamo ipotizzare dove si allineerebbe la riattivazione del CMV. La prima causa di morte per coloro che soffrono di COVID-19 grave è l'insufficienza respiratoria da sindrome da distress respiratorio acuto (ARDS). La ricerca ha scoperto che l'ARDS è strettamente legata all'attivazione della coagulazione. Mentre l'aumento del rischio trombotico tra i pazienti con COVID-19 deve ancora essere completamente spiegato, suppongo che l'attivazione della coagulazione nella patogenesi del COVID-19 sia correlata alla riattivazione del CMV. Il risultato è un'aumentata prevalenza di trombocitopenia o un basso numero di piastrine tra coloro che soffrono di COVID 19 grave. Mentre un basso numero di piastrine indicherebbe il rischio di sanguinamento, la maggior parte dei decessi per

COVID-19 è collegata a un rischio di tromboembolia più elevato. Alcuni studi hanno collegato un volume piastrinico medio più elevato (MPV) alla gravità del COVID-19. Questo ha confuso i ricercatori per qualche tempo. Gli studi hanno concluso che sia l'aumento del volume medio delle piastrine (MPV) che la diminuzione della conta piastrinica dovrebbero fungere da biomarcatori per la gravità della malattia COVID-19. La conta piastrinica è il numero di piastrine che circolano nel nostro sangue, mentre il volume medio delle piastrine (MPV) indica la dimensione delle piastrine. MPV è anche legato all'attività delle piastrine. Un MPV più alto è associato a una maggiore reattività delle piastrine: le piastrine più grandi sono considerate più reattive. Mentre i fluidificanti del sangue come l'aspirina e il warfarin possono ridurre il numero delle piastrine, fanno poco per influenzare la dimensione delle piastrine. (L'aspirina è ancora più efficace nell'abbassare il MPV rispetto al warfarin). Infatti il warfarin, che è stato utilizzato nei protocolli di trattamento per i pazienti con COVID-19, è stato trovato nello studio sia per abbassare la conta piastrinica che per aumentare il MPV.

I ricercatori hanno anche scoperto che le probabilità che il volume medio delle piastrine fosse alto nel COVID-19 grave era quasi del 60%. Poiché il rischio di coaguli è superiore al rischio di sanguinamento tra i casi gravi di COVID-19, possiamo presumere che un volume piastrinico medio elevato (MPV) dovrebbe essere individuato da un basso numero di piastrine come biomarcatore per il rischio di mortalità grave da COVID-19 per insufficienza respiratoria. La bassa conta piastrinica, d'altra parte, dovrebbe servire da biomarcatore per il grave rischio di mortalità da COVID-19 dovuto a sanguinamento gastrointestinale (GI). Ciò lascia i medici a dover navigare in una linea sottile tra i due nei casi più gravi. Questo ci aiuterebbe a dedurre che il trattamento volto a ridurre le dimensioni e l'iperattività delle piastrine dovrebbe servire come mezzo per alleviare il distress respiratorio, ma allo stesso tempo aumentare il rischio di sanguinamento gastrointestinale. Durante la circolazione, le piastrine reagiscono a vari stimoli. Un alto MPV con un basso numero di piastrine indica che le piastrine, anche se di basso numero, entrano in circolo molto rapidamente e aumentano il rischio di coaguli di sangue. È stato dimostrato che la vitamina E riduce sia la conta piastrinica che la reattività piastrinica.

Il sanguinamento gastrointestinale si verifica in circa il 2-3% dei casi di ARDS COVID-19. È indipendentemente associato a un maggior rischio di mortalità e a una degenza ospedaliera prolungata. Tuttavia, pochi studi di casi hanno dimostrato che l'insorgenza di sanguinamento gastrointestinale nei pazienti con ARDS è stata preceduta da un miglioramento dei sintomi respiratori. Ipotizzo che un maggior rischio di sanguinamento gastrointestinale sia associato a un minor rischio di distress respiratorio. Anche se il paziente con

ARDS avrebbe sofferto di problemi di emorragia gastrointestinale, si può ancora osservare il fatto che i gravi sintomi respiratori sono migliorati poco prima dell'inizio dell'emorragia gastrointestinale. Nella grave COVID-19, c'è una linea sottile da percorrere tra l'eliminazione del rischio associato alla trombosi e l'aumento del rischio associato al sanguinamento gastrointestinale attraverso l'applicazione di farmaci per fluidificare il sangue.

In uno studio intitolato "Duodenal bleeding in a patient with COVID-19-Related Acute Respiratory Distress Syndrome", un uomo di 71 anni ricoverato in ospedale con insufficienza respiratoria acuta ha avuto un miglioramento significativo dei sintomi respiratori proprio mentre sviluppava gravi disturbi gastrointestinali e complicazioni emorragiche probabilmente dall'uso di fluidificanti del sangue ed è morto per peritonite, che è un arrossamento e gonfiore del rivestimento dell'addome. Questo è un caso che conferma la mia ipotesi in cui un disturbo aveva fornito sollievo da un altro. Nel suo caso i problemi gastrointestinali/fluidificanti del sangue hanno migliorato i suoi sintomi respiratori, ma in seguito hanno provocato la sua mortalità. In un altro studio intitolato "An Unusual Case of Gastrointestinal Bleeding in a Patient With COVID-19" i ricercatori hanno attribuito agli alti livelli di INR del paziente COVID-19 un effetto protettivo sulla sua respirazione. Soffriva di tossicità da warfarin, ma questo è stato accreditato come un fattore che lo ha risparmiato dalle manifestazioni respiratorie più negative del COVID-19.

C'era anche un caso di studio a Wuhan di qualcuno che era gravemente malato di COVID-19, ma è morto per emorragia gastrointestinale. "Abbiamo presentato un paziente in condizioni critiche con COVID-19 che è progredito rapidamente con ARDS e alla fine è morto a causa di un massiccio GIB anche dopo il miglioramento dello stato respiratorio". Il nome dello studio era "Un paziente con grave malattia da coronavirus 2019 con fattori predisponenti ad alto rischio è morto per emorragia gastrointestinale massiva: un caso clinico" ed è un'altra affermazione di come i disturbi possano opporsi e combattere altri disturbi.

Sarebbe molto interessante se più dati potessero confermare un miglioramento dei sintomi respiratori prima dell'insorgenza di problemi di sanguinamento gastrointestinale (GI). Nei casi più gravi, i medici possono essere in grado di migliorare la prognosi dei pazienti affetti da ARDS COVID-19 gravemente malati portando i livelli di INR oltre il range terapeutico. Ciò aumenterebbe i fattori di rischio di sanguinamento gastrointestinale di un paziente gravemente malato di ARDS COVID-19, ma allo stesso tempo aumenterebbe le probabilità di alleviare il loro distress respiratorio... se la mia ipotesi è corretta. Questa linea sottile in cui sorgerebbero problemi di sanguinamento gastrointestinale dovrebbe essere soddisfatta con la vitamina K o una sorta di intervento pro-coagulante in modo tempestivo per aggirare la morte. L'INR misura il tempo necessario al sangue per coagularsi: un INR più alto significa che il sangue impiega più tempo a coagularsi. I fluidificanti del sangue tendono ad aumentare i livelli di INR. È stato riscontrato in numerosi studi che un INR più elevato è associato alla gravità della malattia e alla mancata sopravvivenza in COVID-19. Tuttavia, è del tutto possibile che la progressione della malattia ARDS al di sopra dell'INR possa essere la ragione di esiti di mortalità più elevati. Aumentando l'INR oltre l'intervallo terapeutico nei casi gravi di COVID-19, si può essere in grado di ridurre la dimensione delle piastrine o il volume medio delle piastrine (MPV) e quindi migliorare i sintomi respiratori. Questo potrebbe essere il motivo per cui i fluidificanti del sangue come l'aspirina e il warfarin non sono stati associati alla diminuzione del MPV: i dosaggi potrebbero non essere stati abbastanza alti. Anche se inibiscono l'aggregazione piastrinica, non è stato riscontrato che inibiscano completamente l'attivazione piastrinica al livello di dosaggio utilizzato nei test.

L'intervallo INR terapeutico è 2,0-3,0. Quando si verifica ancora un'infrazione miocardica, il range terapeutico viene aumentato a 2,5-3,5 come protocollo di prevenzione secondaria con Warfarin. Gli studi hanno dimostrato che andare oltre 4.0 non mostra alcun beneficio terapeutico ma aumenta il rischio di sanguinamento. Tuttavia, per i casi più gravi di ARDS COVID-19, potrebbe essere necessario aumentare l'intervallo a 4,0 o superiore per abbassare il volume medio delle piastrine e migliorare i sintomi respiratori. È possibile che l'aumento dei dosaggi e del rischio gastrointestinale possa influenzare l'attivazione piastrinica e le dimensioni delle piastrine. Il sanguinamento gastrointestinale è stato associato a un volume piastrinico medio inferiore. Pertanto, l'aumento del rischio di sanguinamento gastrointestinale dovrebbe essere associato anche alla diminuzione del MPV e alla diminuzione della reattività delle piastrine. Quindi, quando si tratta dell'elenco dei sintomi fisici da assegnare, possiamo aggiungere MPV alto e citomegalovirus al lato 2 e posizionare MPV basso sul lato 1.

Lato uno della salute
Risposta all'interferone di tipo 1
Globuli bianchi alti
Insulina nel sangue alta
Cancro
Problemi gastronomici
Vitamina E
Anemia falciforme
Ebola fase 2
volume piastrinico medio basso
(MPV)

Lato due della salute
Formazione di anticorpi
Globuli bianchi bassi
Bassa insulina nel sangue
sintomi influenzali/coronavirus
Vitamina A (betacarotene, zucchero)
Malaria
volume medio elevato delle piastrine
(MPV)
Citomegalovirus

In definitiva è chiaro che la patologia dell'alto volume medio piastrinico (MPV) crea un grave dilemma nel trattamento dei coaguli di sangue nei pazienti COVID-19. L'uso di misure anticoagulanti mette il paziente a rischio di emorragie e complicanze gastrointestinali a causa del fatto che un MPV elevato nella patogenesi di COVID-19 è associato a un volume piastrinico basso o a un sangue già sottile, ma queste piastrine sono altamente reattive, il che aumenta il rischio di anche i coaguli. Quindi il tentativo di correggere il problema della coagulazione del sangue utilizzando fluidificanti del sangue per ridurre l'attivazione piastrinica non fa che esacerbare ulteriormente il già basso volume piastrinico che aumenta ulteriormente il rischio di emorragia. L'altra soluzione è identificare l'omocisteina come il colpevole che crea questo enigma. In questo modo, la soluzione diventa trovare un modo per abbassare i livelli di omocisteina. Ma l'effetto protettivo dell'anticoagulante della funzione respiratoria durante il COVID-19 grave non dovrebbe essere ignorato.

Le proprietà antivirali e anticoagulanti della vitamina E potrebbero essere utilizzate per aumentare i livelli di INR nei casi gravi di COVID-19 e potrebbero allo stesso tempo abbassare i livelli di omocistina e MPV nei pazienti con COVID-19. Ma la vitamina E non dovrebbe essere applicata con gli attuali farmaci anticoagulanti come il warfarin, poiché ciò potrebbe provocare una coagulopatia incontrollabile. L'aspirina, tuttavia, può essere un'eccezione. Ci sono studi che indicano che la vitamina quando l'aspirina combinata migliora l'efficacia dell'aspirina. L'aspirina è anche più efficace del warfarin nel ridurre il MPV. presumere che la progressione della malattia ARDS richiederebbe un dosaggio più elevato di vitamina E, sufficiente per aumentare i fattori di rischio di sanguinamento gastrointestinale in modo da alleviare il distress respiratorio. Un leggero aumento dell'intervallo terapeutico dell'INR a 4,0 può essere sufficiente come misura iniziale più sicura. Successivamente il paziente avrebbe dovuto essere trattato con antagonisti vitaminici per combattere il rischio di sanguinamento gastrointestinale. La vitamina K è solitamente lo standard per le terapie pro-coagulanti ed è anche considerata un antagonista contro le attività anticoagulanti della vitamina E.

La vitamina E come potenziale rimedio per problemi di mancanza di respiro e affaticamento nell'infezione da COVID-19 è stata testata in Iran nel 2020. I ricercatori hanno scoperto che la vitamina C ed E forniscono solo un leggero e insignificante beneficio nei pazienti ricoverati con Covid non grave: "Ricoverati in ospedale i pazienti COVID-19 non gravi sono stati divisi casualmente in due gruppi: intervento e controllo. Il gruppo di intervento riceverebbe vitamina C orale 1000 mg al giorno più vitamina E orale 400 UI al giorno in aggiunta al regime di trattamento standard nazionale (idrossiclorochina). Il gruppo di controllo riceverebbe il regime standard della sola idrossiclorochina. Il test è stato misurato durante il periodo di ospedalizzazione fino alla dimissione dall'ospedale o al ricovero in terapia intensiva. "La risposta clinica dei pazienti alla fine del trattamento (guarigione, miglioramento o fallimento), la durata del ricovero e il tasso di mortalità sono stati registrati e confrontati tra i gruppi".

Risultati: "Durante lo studio, tre pazienti nel gruppo di intervento (7,89%) e cinque pazienti nel gruppo di controllo (14,71%) hanno avuto un fallimento del trattamento, mentre tutti gli altri pazienti hanno avuto un miglioramento clinico (P = 0,380). La durata del ricovero è stata più breve nel gruppo di intervento (7,95 ± 3,18 giorni) rispetto al gruppo di controllo (8,03 ± 2,83 giorni); tuttavia, la differenza non era statisticamente significativa (P = 0,821). Inoltre, nessun paziente in entrambi i gruppi è morto durante lo studio. Voglio ipotizzare che la vitamina C possa aver limitato la capacità di ossigenazione del sangue della vitamina E e quindi ridotto l'effetto. Poiché la vitamina C è un antagonista naturale della B12, e la B12 è ciò che aiuta a produrre i globuli rossi necessari per il trasporto dell'ossigeno, presumo che la vitamina C sarebbe in qualche modo antagonista a quel meccanismo di ossigenazione. Vorrei richiedere che uno studio simile fosse fatto di nuovo con la sola vitamina E, tenendo conto del suo effetto sul livello di ossigeno nel sangue di quelli di ciascun gruppo. Questa richiesta è fatta allo scopo di esaminare metodi per migliorare la respirazione senza l'uso di apparecchiature mediche per l'ossigeno, liberando così spazio negli ospedali per altre emergenze. Questo è anche un tentativo di aiutare a stabilire un protocollo domiciliare per le persone infette da COVID-19, ma che sono titubanti riguardo alla vaccinazione. Questo studio ha scoperto che la vitamina E e l'acido lipoico, ma non la vitamina C, migliorano l'ossigenazione del sangue

Ivermectin e Hydroxychloroqiue sono stati usati con un certo successo per migliorare i sintomi, tuttavia, questi farmaci non sono prontamente disponibili nonostante la loro efficacia. Sono anche scoraggiati dai media mainstream per ragioni politiche, il che rende ancora più difficile sostenerne l'uso. Lo sforzo per trovare continuamente scoperte per affrontare la mancanza di respiro e i problemi di affaticamento derivanti da COVID-19 contribuirebbe a ridurre la probabilità di carenza di ossigeno negli ospedali.

All'incirca all'inizio della pandemia, la vitamina E è stata collegata a EVALI, sigaretta elettronica o uso di svapo associato a lesioni polmonari, una malattia causata dallo svapo. Diverse persone sono state ricoverate negli ospedali con gravi danni ai polmoni. Gli studi hanno collegato il problema all'acetato di vitamina E. Tuttavia, voglio sottolineare che esistono 2 forme principali di vitamina E. Una è l'alfa-tocoferolo e l'altra è il gamma-tocoferolo. L'alfa tocoferolo è associato a una migliore funzionalità polmonare, mentre il gamma-tocoferolo è associato a una funzionalità polmonare inferiore.

Uno studio pubblicato sul Journal of Allergy and Clinical Imunology condotto dal professore di pediatria della Scuola di medicina dell'Università dell'Indiana Joan Cook-Mills, PhD e Rajesh Kumar MD ha studiato gli effetti di diverse forme di vitamina E sullo sviluppo polmonare durante la prima infanzia. Hanno scoperto che alcune forme di vitamina E hanno funzioni ed effetti diversi.

"Il gruppo ha analizzato campioni di plasma di oltre 600 madri incinte e dei loro figli per misurare i livelli di due forme di vitamina E, chiamate alfa e gamma-tocoferolo, e la funzione polmonare dalla prima alla metà dell'infanzia". Entrambe le forme della vitamina si trovano in alimenti diversi, dal latte materno agli oli da cucina. Hanno trovato effetti opposti di alfa-tocoferolo e gammatocoferolo. L'alfa-tocoferolo era associato a una migliore funzionalità polmonare, mentre il gamma-tocoferolo era associato a una minore funzionalità polmonare.

Il gamma-tocoferolo si trova negli oli di soia, mais e canola. Si trova anche negli oli da svapo. Lo studio di cui sopra potrebbe indicare la vitamina E come gamma-tocoferolo come il componente principale che causa danni ai polmoni in coloro che sono malati di EVALI. Questo problema dello svapo ha probabilmente ridotto la ricerca efficace sull'effetto della vitamina E sui sintomi di Covid. La vitamina E che sto ipotizzando abbia un effetto positivo sui problemi di respirazione e affaticamento derivanti da Covid è il d-alfa tocoferolo o il dl-alfa tocoferolo isolato in forma di gel-cap. La capsula in gel se masticata piuttosto che deglutita potrebbe favorire un più sicuro assorbimento della Vitamina E.

Utilizzando le informazioni già formulate, possiamo passare agli attacchi di cuore e al loro lato della salute. Nel 2005, uno studio a livello nazionale ha rilevato che gli attacchi di cuore potevano essere previsti semplicemente misurando il numero dei globuli bianchi. "Nell'ambito della Women's Health Initiative sostenuta dal governo federale, i ricercatori dei centri medici di tutti gli Stati Uniti hanno raccolto informazioni su 72.242 donne in postmenopausa di età compresa tra 50 e 79 anni. All'inizio dello studio, tutte erano prive di malattie cardiache e dei vasi sanguigni. Durante sei anni di follow-up, si sono verificati 1.626 decessi per malattie cardiache, infarti e ictus.Le donne con più di 6,7 miliardi di globuli bianchi per litro di sangue avevano più del doppio del rischio di malattie cardiache fatali rispetto alle donne con 4,7 miliardi di cellule per litro o meno . Un conteggio di 6,7 è considerato nell'intervallo superiore del normale, quindi potrebbe essere necessario ridefinire ciò che è "normale".

Dalla nostra precedente estrapolazione, questo studio indicherebbe che gli attacchi di cuore verrebbero collocati sul lato uno della salute come mostrato nel diagramma, il che significa che qualsiasi altro fattore sul lato uno aumenterebbe e promuoverebbe le possibilità di un attacco di cuore, mentre i fattori sul lato 2 lo diminuirebbe. Rispetto agli attacchi di cuore, che si verificano quando il flusso sanguigno al cuore è sufficientemente limitato da danneggiare una parte del muscolo cardiaco, lo shock cardiogeno si verifica quando il muscolo cardiaco non batte abbastanza forte da pompare sangue e ossigeno adeguati. Poiché entrambi coinvolgono il cuore, diventa facile collocare lo shock cardiogeno e l'infarto sullo stesso lato della salute. Gli studi, tuttavia, hanno dimostrato che i fattori opposti agli attacchi di cuore tendono a promuovere possibili episodi di arresto cardiaco che è diverso dagli attacchi di cuore in quanto l'arresto cardiaco è un problema elettrico in cui il cuore smette improvvisamente di battere. L'insorgenza del diabete di tipo 1, che presenta un basso numero di globuli bianchi, è stata anche collegata all'arresto cardiaco improvviso da shock, secondo uno studio del 2015 intitolato "Fattori di rischio per morte improvvisa e arresto cardiaco all'inizio del diabete fulminante di tipo 1 mellito".

La sepsi, che è una risposta immunitaria inappropriata a un'infezione legata anche a un basso numero di globuli bianchi, aumenta le possibilità di shock cardiogeno. A causa della diversa natura dei problemi cardiaci, dovrò allineare i problemi cardiaci con la pressione sanguigna di conseguenza per fare la distinzione tra un numero elevato di globuli bianchi, problemi cardiaci e un basso numero di globuli bianchi/problemi cardiaci. Questo viene fatto per dare un senso all'arresto cardiaco improvviso che si verifica con fattori ipertensivi e all'arresto cardiaco improvviso che si verifica con fattori ipotensivi. Al momento possiamo distinguere gli attacchi di cuore dallo shock cardiogeno e dall'arresto cardiaco, e collegare l'ipertensione/iperglobuli bianchi agli attacchi di cuore, e la pressione bassa, i globuli bianchi bassi allo shock cardiogeno e all'arresto cardiaco. Ciò significa che mettere il nostro corpo in condizione di aumentare le nostre possibilità dell'uno dovrebbe equivalere a diminuire le nostre possibilità dell'altro. Si dice che le statine, che sono usate per abbassare il colesterolo e si trovano anche per abbassare la pressione sanguigna, riducano l'effetto dei vaccini antinfluenzali sull'influenza. La ragione di ciò è che è stato scoperto che il trattamento dell'influenza aumenta la pressione sanguigna, il che è l'opposto di ciò che fanno le statine. In teoria, ciò significherebbe che l'aumento della pressione sanguigna è una componente chiave per combattere l'influenza/coronavirus e non un effetto collaterale. Ciò si allineerebbe con il nostro layout lato uno/lato due sull'altra pagina se mettiamo la pressione alta su un lato della salute mantenendo l'influenza/coronavirus sull'altro. Sarebbe anche in linea con l'ipotesi che qualsiasi fattore da una parte possa contrastare un fattore dall'altra. Secondo tale layout, poiché le statine abbassano la pressione sanguigna, promuoverebbe automaticamente i sintomi dell'influenza/coronavirus perché i sintomi dell'influenza/coronavirus e la bassa pressione sanguigna sarebbero dalla stessa parte della salute. Uno studio del 2021 intitolato "Effetto dell'uso di statine sul rischio di influenza e efficacia del vaccino antinfluenzale", i ricercatori hanno scoperto che "c'era un rischio significativamente più elevato di influenza tra i consumatori di statine, indipendentemente dalla vaccinazione. Le statine possono aumentare il rischio di influenza attraverso meccanismi immunomodulatori, o questo può essere confuso da altri fattori di rischio per l'influenza. È importante che le persone che assumono statine siano vaccinate contro l'influenza. "Poiché è stato scoperto nel volume 17 dell'American Journal of Hypertension che il numero di globuli bianchi è aumentato nell'ipertensione, l'ipertensione dovrebbe andare dalla stessa parte della salute come un numero elevato di globuli bianchi. Pertanto, si può valutare che il contrario sarebbe il caso dell'ipotensione (abbassamento della pressione sanguigna), che quindi metterebbe le statine dalla parte dei sintomi influenzali/coronavirus. Molti hanno riportato dolore muscolare e debolezza nell'uso delle statine, che sono sintomi dell'influenza/coronavirus. Le statine sono state collegate a livelli più alti di zucchero nel sangue e ad un aumentato rischio di diabete, che sono sullo stesso lato della salute dell'influenza/coronavirus. Sono stati anche collegati a depressione, perdita di memoria e suicidio, il che probabilmente metterebbe queste qualità sullo stesso lato dell'influenza/coronavirus. Ecco un aggiornamento al layout della salute:

Lato uno della salute	Lato due della salute
Risposta all'interferone di tipo 1	Formazione di anticorpi
Globuli bianchi alti	Globuli bianchi bassi
Insulina nel sangue alta	Bassa insulina nel sangue
Cancro	Bassa pressione sanguigna
Problemi gastronomici	sintomi influenzali/coronavirus
Vitamina E	Vitamina A (betacarotene, zucchero)
Anemia falciforme	Malaria
Ebola fase 2	Statine
volume piastrinico medio basso (MPV)	volume medio elevato delle piastrine (MPV)
Attacco di cuore	Citomegalovirus
Felicità (alta dopamina)	Shock cardiogeno e arresto cardiaco
	Depressione (bassa dopamina)

Per ribadire, l'ipotesi è che ogni fattore da una parte possa lottare contro qualsiasi fattore dall'altra. La depressione si adatta al secondo lato della salute a causa della depressione segnalata con l'uso di statine. Questo è in linea con il modo in cui la dopamina elimina la depressione e anche con il modo in cui la dopamina viene utilizzata per invertire lo shock cardiogeno. Poiché la vitamina D è anche associata a un umore elevato, che corrisponde a un livello più elevato di dopamina, anche la vitamina D andrebbe sul lato uno. Magnesio, poiché è legato a abbassare la pressione sanguigna, andrebbe sul lato due. Il calcio, che è ritenuto un fattore di rischio maggiore per l'infarto, andrebbe dalla prima parte. Quindi, se aggiorniamo il lato uno e il lato due con quello che abbiamo appena menzionato, abbiamo iniziato a comprendere meglio il corpo.

Lato uno della salute	Lato due della salute
Risposta all'interferone di tipo 1	formazione di anticorpi
Globuli bianchi alti	Globuli bianchi bassi
Insulina nel sangue alta	Bassa insulina nel sangue
Cancro	Bassa pressione sanguigna
Problemi gastronomici	sintomi influenzali/coronavirus
Vitamina E	Vitamina A (betacarotene, zucchero)
Anemia falciforme	Malaria
Ebola fase 2	Statine
volume piastrinico medio basso (MPV)	volume medio elevato delle piastrine (MPV)
Attacco di cuore	Citomegalovirus
Felicità (alta dopamina)	Shock cardiogeno e arresto cardiaco
Vitamina D	Depressione (bassa dopamina)
Calcio	Magnesio

Tutto sul lato uno è essenzialmente collegato insieme e tutto sul lato 2 è essenzialmente collegato insieme. Poiché la vitamina C e lo zucchero hanno una struttura simile e si è scoperto che la vitamina C abbassa il colesterolo, la vitamina C andrebbe dalla seconda parte della salute.

Ciò è giustificato perché la vitamina C come nutriente autonomo può far avanzare leggermente le prime fasi dell'influenza e dell'infezione da coronavirus. La vitamina C ha una struttura molecolare molto simile al glucosio (zucchero) e questo lascia la possibilità che sia alti livelli di vitamina C che alti livelli di glucosio forniscano le condizioni ideali per COVID-19 per attaccare il sistema di difesa immunitaria del polmone e ottenere l'accesso alle cellule alveolari prima legame al recettore umano ACE2. La ricerca ha dimostrato che alti livelli di glucosio consentono al virus di entrare nelle cellule polmonari e di replicarsi rapidamente, inducendo una risposta polmonare. Questa risposta è causata dal sistema immunitario che invia cellule immunitarie al sito per combattere la minaccia. Le citochine sono prodotte come parte della risposta. Queste citochine sono responsabili delle comunicazioni da cellula a cellula e se ne vengono prodotte troppe, il risultato è quella che viene chiamata tempesta di citochine. Questo può portare a polmonite e insufficienza d'organo. Uno studio che ha coinvolto l'analisi di campioni di sangue prelevati da 119 pazienti affetti da influenza in due ospedali di Wuhan, in Cina, ha scoperto che i pazienti con livelli di glucosio più elevati avevano maggiori probabilità di subire una tempesta di citochine. Le loro scoperte hanno affermato perché i pazienti con diabete hanno maggiori probabilità di sperimentare tempeste di citochine e avere esiti peggiori con infezioni da influenza e coronavirus.

Un caso di studio al meeting annuale della Endocrine Society (ENDO), dal 17 al 20 marzo, ha presentato un esempio di una falsa lettura glicemica alta come risultato di un'elevata assunzione di vitamina C. Il dispositivo glucometro utilizzato per misurare la glicemia non è in grado di distinguere il glucosio dalla vitamina C. Ciò ha provocato una lettura falsa della glicemia alta. Tuttavia, un esame del sangue ha mostrato che i suoi livelli di glucosio erano significativamente più bassi. Ipotizzo che lo stesso stia accadendo con l'influenza e il coronavirus. Quando entra nel corpo, il virus non vede la differenza tra la vitamina C o il glucosio e beneficia della presenza di entrambi. La vitamina C e il glucosio hanno la stessa struttura molecolare e questo è evidente anche al virus. Numerosi studi hanno dimostrato che la vitamina C non fa nulla per prevenire o curare l'influenza o il raffreddore. Ipotizzo che la vitamina C come misura autonoma possa esacerbare i sintomi e possa avere un effetto antagonista sui nutrienti che potrebbero sovvertire l'influenza o i coronavirus. Questo potrebbe essere il motivo per cui, anche se la vitamina C è comunemente accettata come qualcosa che può combattere i sintomi dell'influenza, non evita ancora il numero di casi ogni anno.

Personalmente, ho scoperto che la vitamina C è molto utile per alleviare i problemi di fegato/perdita di appetito. Ho scoperto che l'ossido di magnesio è molto utile per alleviare i problemi di nausea/vomito. Ho scoperto che la vitamina E (dl-alfa tocoferolo) è molto utile per alleviare i primi sintomi di influenza/raffreddore come l'affaticamento. Ho scoperto che il glucosio/vitamina C aumenta la suscettibilità ai sintomi dell'influenza/raffreddore. Ho scoperto che la vitamina E aumenta la suscettibilità ai problemi di nausea/vomito. Ho scoperto che l'ossido di magnesio aumenta la suscettibilità alla perdita di problemi di appetito. Per i problemi di cuore/colesterolo alto/ipertensione, ho scoperto che l'ossido di magnesio e la vitamina C combinati sono i più utili.

Alcuni nutrienti possono ridurre lo stress ossidativo in alcuni organi, ma possono anche aumentarlo in altri organi. Molte persone hanno riferito di aver avuto successo nell'usare la vitamina C per trattare i sintomi dell'influenza. In molti di questi casi, la vitamina C è stata assunta con altre vitamine nutritive come la vitamina D e lo zinco, entrambe le quali potrebbero aver avuto un ruolo più significativo nel ridurre i sintomi iniziali dell'influenza rispetto alla vitamina C. È possibile che la vitamina C possa aver inibito il consumo autonomo effetti dello zinco e di altre vitamine/minerali utilizzati in vari studi. Ipotizzo che la componente chiave nella lotta contro le manifestazioni precoci di influenza o coronavirus stia sovraregolando l'espressione della proteina trasportatrice Glut-1. Ciò avviene abbassando i livelli di glucosio nel sangue circolante e di vitamina C nel corpo. Sia la vitamina C che il glucosio entrano nelle cellule utilizzando il recettore Glut-1 e fintanto che sia la vitamina C che il glucosio rimangono circolanti nel flusso sanguigno a livelli elevati, l'espressione di Glut-1 rimarrà sottoregolata.

Secondo gli studi, l'alta glicemia circolante (iperglicemia) e l'alta vitamina C circolante possono ridurre l'espressione di Glut-1. Il basso livello di glucosio nel sangue circolante (ipoglicemia) e la bassa vitamina C circolante possono sovraregolare l'espressione di Glut-1. (L'idrossiclorochina può essere la migliore per indurre l'ambiente di glucosio inferiore necessario per la sovraregolazione di Glut-1.) È stato scoperto che COVID 19 sottoregola l'espressione di Glut 1.

Monociti e macrofagi sono tipi di cellule immunitarie arricchite nei polmoni dei pazienti COVID-19. Quando vengono infettate dall'influenza o dal coronavirus, queste cellule adattano il loro metabolismo e diventano altamente glicolitiche. Le cellule iniziarono a convertire il glucosio in energia ad un ritmo elevato. Questo aiuta a facilitare la replicazione virale. La replicazione del virus diventa quindi dipendente dalla glicemia circolante e dalla vitamina C e dalla corrispondente downregluation dell'espressione di Glut-1. È certamente osservabile che la vitamina C può aiutare ad alleviare i postumi dei meccanismi coinvolti nella risposta immunitaria. Può certamente aiutare il fegato a riprendersi dal trattamento prolungato dell'influenza o del coronavirus. Ma alla fine, a causa del legame della vitamina C con lo zucchero tramite somiglianze nella struttura molecolare, la vitamina C è giustificata per essere posta sul lato due della salute.

Questo ci porta alla vitamina K, utilizzata dagli ospedali per curare i pazienti con problemi di sanguinamento. Poiché la vitamina K è un antagonista della vitamina E a causa del fatto che la vitamina K è un coagulo di sangue e vVtamin E è un fluidificante del sangue, la vitamina K andrebbe sul lato due. La vitamina B12 è stata collegata al cancro ai polmoni ed è un antagonista naturale della vitamina C. Ciò giustificherebbe facilmente l'adesione della vitamina B12 al lato uno. La vitamina B12 è il nutriente principale per invertire i livelli elevati di omocisteina.

Abbassare i livelli di omocisteina nei pazienti con COVID-19 può essere il modo più efficiente per abbassare il volume medio delle piastrine (MPV) e ridurre il rischio di coaguli di sangue. La ricerca ha scoperto che sia un numero elevato di piastrine che livelli elevati di omocisteina sono marcatori del rischio di coaguli di sangue. Sebbene i fluidificanti del sangue aiutino a ridurre il numero delle piastrine, è stato riscontrato che hanno solo un effetto minimo sul volume piastrinico. I livelli di omocisteina possono essere la ragione per cui.

L'omocisteina è un amminoacido utilizzato per produrre proteine. Si forma quando la metionina, un altro amminoacido, viene scomposta nel corpo. Tutti hanno un po' di omocisteina nel sangue. Tuttavia, quando i livelli di omocisteina diventano elevati, può causare irritazione dei vasi sanguigni. Livelli elevati di omocisteina mostrano un aumentato rischio di indurimento delle arterie, infarto, ictus e trombosi venosa. Il vaccino Pfizer, secondo il CDC, aumenta il rischio di ictus ischemico nelle persone di età superiore ai 65 anni. Uno studio cinese intitolato "The association between homocysteine and ischemic stroke subtypes in Chinese" ha scoperto che i pazienti cinesi con ictus ischemico avevano livelli di omocisteina significativamente più alti rispetto ai controlli , suggerendo che i livelli sierici di omocisteina possono essere un fattore di rischio per l'ictus ischemico nei cinesi. Questo aiuta a corroborare l'idea che la riattivazione del CMV porti a iperomocisteinemia e alti livelli di MPV che aumentano il rischio di ictus, coaguli di sangue e altri sintomi neurologici. L'abbassamento dei livelli di omocisteina richiede la rigenerazione della metionina dall'omocisteina e questo processo dipende dalla vitamina B12 (cobalamina). La vitamina B12 essenzialmente scompone l'omocisteina in metionina e altri aminoacidi necessari al corpo. La vitamina B12 per via endovenosa durante il corso del trattamento COVID-19 può ridurre significativamente il rischio di coaguli di sangue e risolvere l'enigma del motivo per cui i pazienti con un basso numero di piastrine avevano ancora coaguli di sangue. Oltre ad abbassare i livelli di omocisteina, negli studi è stato dimostrato che la vitamina B12 abbassa anche i livelli di MPV. Ciò potrebbe dedurre che l'omocisteina e MPV sono strettamente collegati e correlati. Personalmente, ho trovato la vitamina B12, più dei fluidificanti del sangue, utile per permettermi di stare seduto per periodi di tempo più lunghi senza gonfiore alla gamba sinistra. Il gonfiore della gamba sinistra è un sintomo precoce di trombosi venosa profonda. Ciò si tradurrebbe in una riduzione del rischio di coaguli di sangue per i pazienti COVID-19 costretti a letto. La vitamina B12 aiuta anche il corpo a produrre globuli rossi, necessari per trasportare l'ossigeno attraverso il corpo.

Ciò mette in discussione la controversia sulla vitamina C. La vitamina C e la vitamina B12 hanno una relazione antagonista. Per questo motivo, presumo che la vitamina C come nutriente autonomo possa aumentare i livelli di omocisteina nel corpo a causa del suo antagonismo a molti dei processi della vitamina B12. Questo effetto della vitamina C potrebbe essere dannoso. Propongo che la vitamina E e la vitamina B12 combinate possano aiutare il processo di riossigenazione. Anche la vitamina E e la vitamina B12 potrebbero svolgere un ruolo nel compensare gli effetti avversi del vaccino. Si presume che la patogenesi del Cytomagelovirus sia un'estrema iperomocisteinemia, con conseguenti gravi complicazioni della coagulazione del sangue e problemi neurologici.

La vitamina E può abbassare il numero delle piastrine, mentre la vitamina B12 può abbassare il volume delle piastrine. Questo studio intitolato "Elevated Total Homocysteine Predicts In-Hospital Pneumonia and Poor Functional Outcomes in Acute Ischemic Stroke" ha rilevato che "il rischio di polmonite in ospedale era significativamente più alto nei pazienti con il più alto livello di omocisteina rispetto a quelli con il più basso livello di omocisteina".

I ricercatori dovrebbero tenere presente che l'uso prolungato di vitamina E e vitamina B12 può aumentare il rischio di cancro e accelerare la crescita del tumore.

Presumo che l'unico modo per correggere un volume medio elevato di piastrine e un basso numero di piastrine sia mirando e abbassando i livelli di omocisteina. Poiché l'alto MPV è già posizionato sul lato due della salute, possiamo anche posizionare alti livelli di omocisteina su quel lato. L'omocisteina è un aminoacido utilizzato per produrre proteine e si forma quando la metionina, un altro aminoacido, viene scomposta nel corpo. Quando l'omocisteina diventa elevata, può causare irritazione dei vasi sanguigni e aumentare il rischio di indurimento delle arterie, infarto, ictus e trombosi venosa.

Questo studio chiamato "L'omocisteinemia è inversamente correlata con la conta piastrinica e direttamente correlata con i livelli di sE- e sP-selectina nelle femmine omozigoti per C677T metilenetetraidrofolato reduttasi" ha rilevato che l'omocisteinemia, che è livelli di omocisteina molto elevati, è inversamente correlata alla conta piastrinica. Ciò significa che l'omocisteina elevata è correlata a una conta piastrinica inferiore. Uno studio intitolato "L'omocisteina totale elevata è associata ad una maggiore attivazione piastrinica nel sito di lesione microvascolare: effetti della somministrazione di acido folico" ha rilevato che livelli elevati di omocisteina erano correlati a un volume piastrinico medio più elevato. Questi risultati dedurrebbero che livelli elevati di omocisteina innescano sia un basso numero di piastrine che un alto volume piastrinico e sarebbero quindi i colpevoli della condizione nota come trombosi con trombocitopenia. Questo studio del 2015 intitolato "La carenza di vitamina B12 e/o di folati è una causa di macrotrombocitopenia" deduce che è probabile che la carenza di vitamina B12 e/o di folati sia un fattore importante per la "trombocitopenia con piastrine di dimensioni maggiori del normale". Il ricercatore ha scoperto che i pazienti con B12 a livelli inferiori al normale avevano anche alti livelli di MPV con trombocitopenia. Lo studio ha anche menzionato che i livelli di B12 potrebbero non indicare sempre lo stato di carenza e che il livello di omocisteine totali plasmatiche e il livello di acido metilmalonico sierico sarebbero un parametro migliore per identificare e valutare la carenza di B12. Lo studio ha anche osservato che "Esiste la possibilità che questi pazienti possano aver acquisito trombocitopenia a causa di una patologia immunitaria o di altro tipo e poiché il midollo osseo avrebbe cercato di rigenerare più piastrine per compensare, le riserve di vitamina B12 sono diminuite. In questi pazienti questo ha dato origine a bassi livelli normali della vitamina. Tuttavia, clinicamente non ci sono altre caratteristiche in questi pazienti a sostegno di questa ipotesi". Con queste informazioni, si può ipotizzare che l'immunosoppressione da vaccini, trapianti di organi e trasfusioni di sangue induca il midollo osseo a intervenire per cercare di compensare producendo rapidamente più piastrine. Le piastrine sono anche risposte critiche all'infezione virale. Le piastrine interagiscono con i patogeni virali che portano all'attivazione delle piastrine. Si può presumere che se i meccanismi per la rimozione virale precoce vengono soppressi, il midollo osseo potrebbe tentare di compensare rilasciando piastrine nuove e altamente attive per affrontare il virus. Tieni presente che queste nuove piastrine sono più giovani e più reattive e quindi aumentano il rischio di coaguli di sangue indipendentemente dal numero di piastrine. Questo è ciò che sta accadendo a coloro che hanno reazioni avverse al vaccino COVID-19.

Presumo, sulla base della mia ricerca, che sia l'espressione di MPV elevato che quella di GLUT1 sottoregolata possano far avanzare la patogenesi di COVID-19. Analogamente a quelli infetti da COVID-19, un livello elevato di MPV e GLUT-1 sottoregolato sono stati trovati anche in quelli con diabete mellito di tipo 2 e iperglicemia. Ciò sottolinea la ricerca che collega COVID-19 a glicemia più elevata, MPV più elevato e downregulation dell'espressione proteica del trasportatore GLUT1.

Mentre l'alterazione di questi fattori potrebbe sovvertire la patogenesi di COVID 19, i ricercatori devono essere consapevoli che l'inversione dell'alto MPV e la downregulation del GLUT-1 potrebbero aumentare i fattori di rischio per il cancro e la crescita del tumore. Contrariamente a COVID-19, i tumori sono stati collegati a MPV inferiore e sovraregolazione di GLUT-1. Questa oscillazione del pendolo potrebbe indicare che con l'aumento delle malattie da influenza e coronavirus, i tassi di cancro potrebbero diminuire e viceversa. Spero che i ricercatori esaminino come aumentare il rischio in un'area riduca il rischio in un'altra e come questa prospettiva dovrebbe diventare parte della nomenclatura medica. Comprendere e controllare questa oscillazione del pendolo può essere fondamentale per far progredire la ricerca medica

Ora, tornando al lato uno e due della salute, possiamo assegnare l'omocisteina elevata al lato 2 e l'omocisteina inferiore al lato 1. Poiché la vitamina C migliora l'assorbimento del ferro, il ferro andrebbe sul lato due. Poiché il ferro interrompe l'assorbimento dello zinco, lo zinco andrebbe sul lato uno. Ecco un altro aggiornamento del lato uno e del lato due nella pagina successiva.

Una breve nota sulle compresse di magnesio. La masticazione della compressa di ossido di magnesio (250 mg-500 mg) sembra scoraggiare i sintomi di nausea legati a un imminente attacco di vomito.

Lato uno della salute
Risposta all'interferone di tipo 1
Globuli bianchi alti
Insulina nel sangue alta
Cancro
Problemi gastronomici
Vitamina E
Anemia falciforme
Ebola fase 2
volume piastrinico medio basso
(MPV)
Attacco di cuore
Felicità (alta dopamina)
Vitamina D
Calcio
Vitamina B12
Zinco
Bassa omocisteina

Lato due della salute
formazione di anticorpi
Globuli bianchi bassi
Bassa insulina nel sangue
Bassa pressione sanguigna
sintomi influenzali/coronavirus
Vitamina A (betacarotene, zucchero)
Malaria
Statine
Ebola-stadio 1
volume medio elevato delle piastrine
(MPV)
Citomegalovirus
Shock cardiogeno e arresto cardiaco
Depressione (bassa dopamina)
Magnesio
Vitamina C
Vitamina K
Ferro
Alta omocisteina

Ulteriori ricerche sui collegamenti tra vitamine/minerali e malattia fornirebbe una prospettiva ancora più completa per quanto riguarda il lato uno e il lato due della salute. Se proviamo a mettere il consumo di alcol e il consumo di caffeina su entrambi i lati dell'elenco, ci imbattiamo in problemi. In molti studi il consumo di alcol è stato collegato a un numero inferiore di globuli bianchi. D'altra parte, la caffeina è stata collegata a un numero più elevato di globuli bianchi

Il problema è che la caffeina esaurisce i livelli di calcio nel corpo e il calcio è un sostenitore dell'alto numero di globuli bianchi, secondo il lato uno e il lato due della salute. In tandem con lo studio secondo cui la caffeina aumenta il numero di globuli bianchi, la caffeina diventa sia un antagonista che un sostenitore di fattori sullo stesso lato della lista (in questo caso rispettivamente calcio e alto numero di globuli bianchi). Al contrario e secondo la mia logica basata sul lato uno/lato due della salute, la caffeina in realtà abbasserebbe il numero di globuli bianchi, mentre l'alcol aumenterebbe il numero di globuli bianchi. Per rendere questo vero e allinearli in modo appropriato con il lato uno e due della salute, dobbiamo associare i fattori che si verificano DOPO che questi farmaci (alcol e caffeina) sono stati usati e rilasciati dal corpo... come l'effetto collaterale standard dei farmaci reali. Ciò significa che i sintomi che insorgono dopo che l'alcol o la caffeina hanno lasciato il flusso sanguigno o stanno lasciando il flusso sanguigno, dovrebbero essere il fattore decisivo per le implicazioni del suo uso. Poiché il calcio si esaurisce poiché l'urina e le feci eliminano la caffeina dal corpo, la carenza di calcio e le sue caratteristiche corrispondenti sarebbero allineate con la caffeina. Poiché la carenza di calcio indica un umore basso, che indica una bassa dopamina, la caffeina sarebbe correlata al lato due della salute. In uno studio condotto sugli effetti dell'astinenza da alcol sul cervello, gli scienziati hanno scoperto che dopo il calo della dopamina durante un breve periodo di astinenza dopo il consumo di alcol, ne consegue un forte aumento dell'eccessiva dopamina man mano che il periodo di astinenza si allunga. Anche se questo aumento coincide con una minore ricettività alla dopamina, risulta comunque con più dopamina nel flusso sanguigno. Questo stato è chiamato stato iperdopaminergico. Il nome dello studio è intitolato "Stato iperdopaminergico nell'alcolismo".

Si può ipotizzare che durante questo stato iperdopaminergico di iperattività, la conta dei globuli bianchi aumenterebbe considerevolmente e così anche la pressione sanguigna, insieme a tutti i fattori correlati. Questo risultato dovrebbe essere lo standard per definire l'effetto dell'alcol sul corpo al fine di adattarlo al lato appropriato della salute, che sarebbe il lato uno. In sostanza, e ipoteticamente, l'alcol sarebbe in grado di combattere i sintomi influenzali/coronavirus, mentre la caffeina combatterebbe i problemi gastro/nausea. A sostegno dell'alcol che combatte i sintomi dell'influenza/coronavirus, il dottor William Schaffner, presidente della medicina preventiva presso il Vanderbilt University Medical Center, ha dichiarato ad ABC News nel 2018: "L'alcol dilata un po' i vasi sanguigni e questo rende più facile per le mucose per far fronte all'infezione"

Tuttavia, per essere meglio in linea con il lato uno e il lato due della salute, dovrei concludere che la costrizione dei vasi sanguigni da parte dell'alcol avrebbe più senso come mitigatore dei sintomi del raffreddore. I decongestionanti, che sono uno standard per combattere il raffreddore o l'influenza/coronavirus, aumentano la pressione sanguigna. Quindi, quindi, l'alcol dovrebbe allinearsi con questi fattori per rispettare pienamente il lato uno e il lato due della salute (l'ipertensione è sul lato opposto dell'influenza/coronavirus e quindi un antagonista dei sintomi dell'influenza/coronavirus) e anche determinanti medicinali prevalenti. In uno studio francese, i ricercatori hanno pubblicato sulla rivista Neurology un documento che ha dimostrato che i forti bevitori sono a maggior rischio di ictus di tipo emorragico, che è simile a quello che accade alle persone che hanno l'ebola. Ciò conferma ulteriormente che l'alcol viene posto dalla prima parte della salute.

Questo apre la porta alla caffeina per antagonizzare cose come l'ipertensione, il numero elevato di globuli bianchi e problemi di gastro/nausea. Ci sono stati studi che collegano al caffè per abbassare la pressione sanguigna. Sebbene sia risaputo che il caffè aumenterebbe la pressione sanguigna durante l'assunzione, i fattori determinanti dopo che il caffè è stato utilizzato e rilasciato dall'organismo..... poiché il risultato effettivo del caffè.... ci consente di dare un senso all'abbassamento del sangue da parte del caffè pressione dovuta ad una deplezione di calcio. Secondo Webmd, "I bloccanti dei canali del calcio sono farmaci usati per abbassare la pressione sanguigna. Agiscono rallentando il movimento del calcio nelle cellule del cuore e nelle pareti dei vasi sanguigni, il che rende più facile per il cuore pompare e allargare i vasi sanguigni. Come di conseguenza, il cuore non deve lavorare tanto e la pressione sanguigna si abbassa". Questo ci permette di capire perfettamente come gli studi avrebbero scoperto che il caffè (l'antagonismo della caffeina al calcio) ridurrebbe la pressione sanguigna. Altri studi supportano il caffè che abbassa la pressione sanguigna. "I ricercatori del Centro per le indagini preventive e cliniche di Parigi, in Francia, hanno osservato la pressione sanguigna di quasi 200.000 uomini e donne di età compresa tra 16 e 95 anni per 10 anni e hanno registrato la loro pressione sanguigna, la pressione del polso e la frequenza cardiaca. I risultati hanno rivelato che coloro che hanno evitato il consumo di caffè e tè tutti insieme avevano i tassi più alti di pressione sanguigna, pressione del polso e frequenza cardiaca e quelli che hanno bevuto il tè più spesso hanno avuto i migliori rapporti sulla salute. bere il caffè a tutti." Possiamo aggiornare il nostro lato uno e il lato due della salute con alcol e caffeina:

Lato uno della salute
Risposta all'interferone di tipo 1
Globuli bianchi alti
Insulina nel sangue alta
Cancro
Problemi gastronomici
Vitamina E
Anemia falciforme
Ebola fase 2
volume piastrinico medio basso
(MPV)
Attacco di cuore
Felicità (alta dopamina)
Vitamina D
Calcio
Vitamina B12
Zinco
Bassa omocisteina
alcool
assottigliamento del sangue

Lato due della salute
Formazione di anticorpi
Globuli bianchi bassi
Bassa insulina nel sangue
Bassa pressione sanguigna
sintomi influenzali/coronavirus
Vitamina A (betacarotene, zucchero)
Malaria
Statine
Ebola-fase 1
volume medio elevato delle piastrine
(MPV)
Citomegalovirus
Shock cardiogeno e arresto cardiaco
Depressione (bassa dopamina)
Magnesio
Vitamina C
Vitamina K
Ferro
Alta omocisteina
caffeina
coagulo

La chemioterapia, che è un trattamento usato per combattere il cancro, comporta una serie di effetti collaterali come sintomi influenzali/coronavirus, globuli bianchi bassi, bassa pressione sanguigna. Osservando il lato due della salute, si può notare che molti di quegli effetti collaterali che riguardano la chemioterapia si trovano in molti dei componenti del lato due. L'osservazione della vitamina si applica anche qui. Ad esempio, è noto che la chemioterapia aumenta anche le possibilità di formazione di coaguli di sangue e osservando il secondo lato della salute, possiamo vedere che la vitamina K, che attiva il meccanismo di coagulazione del sangue del nostro corpo, afferma quella diagnosi. Poiché il cancro sarebbe ovviamente dalla parte opposta della chemioterapia, dalla parte uno, la chemioterapia diventa un potenziale trattamento per combattere tutte le cose legate alla parte uno della salute... non solo il cancro, ma le malattie cardiache, l'ebola, l'anemia falciforme, pressione alta, colesterolo alto. Dopo la ricerca, scopriamo che i farmaci chemioterapici sono stati usati con un certo successo contro i suddetti. Tuttavia, la chemioterapia è stata collegata al colesterolo alto, il che non avrebbe senso per la nostra salute se mettessimo il colestorolo alto sul lato uno. Ulteriori ricerche mostrano che questo non può essere risolto semplicemente avendo il colesterolo alto sul lato uno e il colesterolo basso sul lato due della salute. Ciò indica la necessità di delineare. Il colesterolo alto sul lato uno della salute dovrebbe essere designato come colesterolo HDL alto, mentre il colesterolo basso sul lato due dovrebbe essere designato come colesterolo HDL basso. Il colesterolo HDL è quello che è considerato il colesterolo buono. LDL basso (colesterolo cattivo) dovrebbe essere posizionato sul lato uno, con LDL alto sul lato due. Ciò sarebbe in linea con gli studi che collocano LDL basso come rischio di cancro e LDL più alto come sintomo della chemioterapia. Fare questo essenzialmente collegherebbe beta carotene, vitamina A, C e K a LDL alto, trigliceridi alti. Per quanto possa sembrare confuso, in realtà spiegherebbe perché i vegani ottengono un numero elevato di LDL negli esami del sangue. Ecco come sarebbe il nostro layout aggiornato del lato uno e del lato due della salute:

Lato uno della salute	Lato due della salute
Risposta all'interferone di tipo 1	Formazione di anticorpi
Globuli bianchi alti	Globuli bianchi bassi
Insulina nel sangue alta	Bassa insulina nel sangue
Cancro	Bassa pressione sanguigna
Problemi gastronomici	sintomi influenzali/coronavirus
Vitamina E	Vitamina A (betacarotene, zucchero)
Anemia falciforme	Malaria
Ebola fase 2	Statine
volume piastrinico medio basso (MPV)	Ebola-stadio 1
Attacco di cuore	volume medio elevato delle piastrine (MPV)
Felicità (alta dopamina)	Citomegalovirus
Vitamina D	Shock cardiogeno e arresto cardiaco
Calcio	Depressione (bassa dopamina)
Vitamina B12	Magnesio
Zinco	Vitamina C
Bassa omocisteina	Vitamina K
alcool	Ferro
assottigliamento del sangue	Alta omocisteina
Colesterolo HDL alto (colesterolo buono)	caffeina
Colesterolo LDL basso (colesterolo cattivo)	coagulo
	Colesterolo HDL basso (colesterolo buono)
	Colesterolo LDL alto (colesterolo cattivo)
	Trigliceridi alti

Quindi ora possiamo cercare prove che la chemioterapia sia un antagonista del lato uno della salute e un promotore di fattori dalla sua parte, lato due. La sindrome metabolica, che è una combinazione di anomalie biochimiche associate a problemi cardiovascolari, è risultata aumentata tra i sopravvissuti al cancro dopo il trattamento chemioterapico. La fonte di questo studio è intitolata "Sindrome metabolica indotta dal trattamento antitumorale nei sopravvissuti al cancro infantile" e proviene dalla rivista di endocrinologia e metabolismo.

Per evitare confusione, è necessario fare una chiara distinzione tra attacco di cuore sul lato uno e problemi di coaguli di sangue sul lato 2, che portano all'attacco di cuore. L'attacco di cuore sul lato uno si riferisce alle malattie cardiovascolari e sul lato due si riferisce ai problemi di circolazione. L'embolia sarebbe un modo migliore per descrivere un evento cardiaco sul lato due. Penso che i problemi cardiaci e i coaguli di sangue siano usati in modo intercambiabile poiché i coaguli di sangue tagliano l'ossigeno al cuore, il che provoca attacchi di cuore. Pertanto, può creare confusione quando si legge la terminologia medica e si decifra cosa si intende per infarto. È noto che i vegani sono a rischio di coaguli di sangue e allo stesso tempo sono protetti dalle malattie cardiovascolari. Ciò di per sé deduce che i meccanismi di coagulazione del sangue, come quelli invocati dalla vitamina K, combattono effettivamente le malattie cardiovascolari. Quindi, la sindrome metabolica derivante dalla chemioterapia deve essere correlata a fattori di coagulazione. Secondo il layout, LDL alto deve anche essere correlato a problemi di coagulazione e non a malattie cardiovascolari. Sono in corso ulteriori ricerche sul fatto che il colesterolo LDL non sia effettivamente collegato alle malattie cardiache.

Questo forse apre la porta anche a ipotizzare che l'alto livello di LDL possa combattere il cancro. Infatti, in uno studio del 2012 intitolato "Il basso colesterolo LDL è correlato al rischio di cancro" dell'American College of Cardiology, i ricercatori hanno scoperto che il basso colesterolo LDL è un fattore di rischio per il cancro.

Questo si allinea perfettamente con il layout del lato uno e del lato due della salute poiché il colesterolo LDL alto si trova sul lato opposto del cancro. Tuttavia, incontriamo problemi con il corretto posizionamento delle statine. Poiché è noto che le statine abbassano il colesterolo LDL, non possono essere collocate sullo stesso lato del colesterolo LDL alto. Se spostiamo le statine al fianco della salute, le statine sarebbero sostenitrici del cancro e del colesterolo HDL alto, ma combattenti contro l'influenza/coronavirus e la malaria. Ecco il nuovo layout con le statine ora sul lato uno della salute:

Lato uno della salute	Lato due della salute
Risposta all'interferone di tipo 1	Formazione di anticorpi
Globuli bianchi alti	Globuli bianchi bassi
Insulina nel sangue alta	Bassa insulina nel sangue
Cancro	Bassa pressione sanguigna
Problemi gastronomici	sintomi influenzali/coronavirus
Vitamina E	Vitamina A (betacarotene, zucchero)
Anemia falciforme	Malaria
Ebola fase 2	Ebola-fase 1
volume piastrinico medio basso (MPV)	volume medio elevato delle piastrine (MPV)
Attacco di cuore	Citomegalovirus
Felicità (alta dopamina)	Shock cardiogeno e arresto cardiaco
Vitamina D	Depressione (bassa dopamina)
Calcio	Magnesio
Vitamina B12	Vitamina C
Zinco	Vitamina K
Bassa omocisteina	Ferro
Alcol	Alta omocisteina
Assottigliamento del sangue	Caffeina
Colesterolo HDL alto (colesterolo buono)	coagulo
Colesterolo LDL basso (colesterolo cattivo)	Colesterolo HDL basso (colesterolo buono)
Statine	Colesterolo LDL alto (colesterolo cattivo)
	Trigliceridi alti

Le statine come combattenti contro la depressione rappresentano ancora un problema poiché è noto che le statine causano depressione. Poiché le statine, in questo layout, sosterrebbero gli attacchi cardiaci da malattie cardiache, la prevenzione degli attacchi cardiaci correlati all'uso di statine deve essere associata alla formazione di coaguli di sangue correlati alle embolie. Poiché le statine sono state trovate per ridurre il rischio di coaguli di sangue in uno studio di Lancet Hematology intitolato "Statine e prevenzione primaria del tromboembolismo venoso: una revisione sistematica e una meta-analisi", possiamo sottintendere l'ipotesi che le statine si riferiscano solo alla lotta contro gli attacchi di cuore derivanti da quello, e non da malattie cardiache.

Lo studio che ha mostrato che l'LDL alto non è collegato alle malattie cardiovascolari supporta l'idea che le statine non prevengano le malattie cardiache, come mostrato sul lato uno della salute.

La formazione degli aspetti della salute in due parti consente alla filosofia della salute di dare un senso a fattori complessi riguardanti i diversi tipi di cose che consumiamo e i protocolli di trattamento che seguiamo.

Sono stati condotti numerosi studi per vedere se l'idrossiclorochina potesse essere considerata un trattamento efficace per COVID-19. Tuttavia, dopo che è stato segnalato che un certo numero di persone ha manifestato gravi effetti collaterali negativi, il consenso generale è diventato, di conseguenza, ampiamente pessimista sull'efficacia dell'idrossiclorochina. Il motivo per cui ho considerato la raccomandazione di un farmaco contro la malaria come un solido ragionamento si basa sulla mia ricerca nel dare un senso a come la salute generale sia divisa principalmente in due parti opposte. L'allineamento di sintomi, vitamine e minerali da un lato può combattere ciascuno contro i sintomi, le vitamine e i minerali dell'altro lato. Il mio ragionamento ne deduce che, poiché la vitamina E è designata per il lato uno della salute, mentre l'influenza è designata per il lato due, la vitamina E può essere facilmente nominata come candidato per il trattamento di qualsiasi cosa simile all'influenza (desumo che il COVID-19 sia un malattia). Perché si ipotizza che qualsiasi cosa sul lato uno possa combattere contro qualsiasi cosa sul lato due, in teoria, come risultato di ciò, qualsiasi sintomo, vitamina o minerale dal lato uno è un contendente per combattere qualsiasi sintomo, vitamina o minerale sul lato due. . A giudicare dal modo in cui i componenti (sintomo, vitamina o minerale) di ciascun lato sono assegnati con insulina alta sul lato uno rispetto sia all'influenza che alla malaria sul lato due. L'idrossiclorochina ha un elevato effetto collaterale insulinico/ipoglicemizzante e diventa una solida proposta nella lotta al COVID-19. I casi fatali relativi all'uso di idrossiclorochina mostrano che gli effetti avversi rispecchiano fortemente gli effetti avversi dell'ipoglicemia estrema e del sovradosaggio di insulina che normalmente terminano con l'arresto cardiaco. Questo non è il caso di tutti i trattamenti segnalati di COVID-19 con idrossiclorochina. L'idrossiclorochina è stata trovata efficace in alcuni studi. Il trattamento con idrossiclorochina ha ridotto significativamente il tasso di mortalità nei pazienti ricoverati in ospedale con COVID-19 e senza effetti collaterali correlati al cuore, secondo un nuovo studio pubblicato da Henry Ford Health System.

Quello che fa l'idrossiclorochina è attingere dall'alto componente di insulina del lato uno e lo usa per combattere i componenti del lato due. Inoltre, non si dovrebbe supporre che ciò implichi che un componente di un lato sia privo di problemi qualora venga somministrato oltre quanto necessario per il trattamento. Questo sta accadendo con l'uso di idrossiclorochina in alcuni casi. Una buona analogia è bere non solo abbastanza acqua solo per soddisfare la propria sete, ma bere troppo non solo per soddisfare la propria sete ma anche per esagerare e allo stesso tempo portarsi all'intossicazione da acqua. In questo, si può capire che uno scenario del genere non esclude del tutto l'acqua come un trattamento efficace per la sete. La chiave per qualsiasi ulteriore ricerca sull'idrossiclorochina sarebbe comprendere il livello iniziale di insulina del singolo paziente e somministrarlo in base a quello per aggirare i pericoli dell'ipoglicemia / sintomo di sovradosaggio di insulina elevata degli effetti avversi dell'idrossiclorochina.

Un altro esempio che afferma il layout lato 1/lato 2 della salute sono i risultati promettenti che la vitamina D ha mostrato nella ricerca sul coronavirus. Gli studi condotti da Michael F. Holick, professore di fisiologia, medicina e medicina molecolare e biofisica presso la Boston University School of Medicine, hanno rilevato che i pazienti COVID-19 di età superiore ai 40 anni che avevano livelli sufficienti di vitamina D avevano il 51% in meno di probabilità di morire a causa di il virus. È stato inoltre concluso che chiunque avesse livelli sufficienti di vitamina D nel proprio sistema aveva un rischio ridotto di contrarre il virus del 54%. La vitamina D è schierata dalla stessa parte della salute dell'insulina alta, che era l'effetto dei protocolli di idrossiclorochina usati per combattere il COVID-19. Ciò afferma ulteriormente la prospettiva di 2 lati opposti della salute.

Il successo degli anticoagulanti nel trattamento del COVID 19 conferma anche il layout lato 1/lato 2 della salute. Uno studio osservazionale condotto dai ricercatori del Mount Sinai a New York ha rilevato che i pazienti ricoverati con COVID-19 che assumevano prescrizioni per fluidificare il sangue avevano un rischio di morte ridotto del 50%. Hanno anche controllato i registri dell'autopsia dei pazienti COVID-19 al Monte Sinai e hanno scoperto che 11 pazienti su 26 avevano coaguli di sangue nei polmoni, nel cervello e nel cuore che non erano stati rilevati in ospedale.

Gli scienziati del Rensselaer Polytechnic Institute hanno scoperto l'efficacia dei fluidificanti del sangue nel neutralizzare il coronavirus. Hanno scoperto che l'eparina, fluidificante del sangue, era efficace nell'impedire al virus di infettare le cellule sane.

Gli studi sui fluidificanti del sangue come trattamento efficace giustificano la proposta della vitamina E poiché ha anche proprietà fluidificanti del sangue. L'assottigliamento del sangue è allineato sullo stesso lato della salute della vitamina D e dell'insulina alta.

Con Remdesivir, un farmaco antivirale prodotto dalla società farmaceutica Gilead Sciences, si può dedurre dalle informazioni relative agli effetti collaterali di Remdesivir che Remdesivir sta attingendo anche dal lato 1 della salute, in particolare dai problemi gastrointestinali che sono stati impostati come antagonisti dell'influenza- come le malattie. L'effetto indesiderato più comune scoperto nei pazienti trattati per COVID-19 con remdesivir è stata la nausea. Questo rende Remdesivir una solida proposta contro il coronavirus. In un'analisi di 600 pazienti, pubblicata dal Journal of the American Medical Association, lo studio su pazienti COVID-19 moderatamente malati ha mostrato che 11 giorni dopo l'inizio del trattamento - il 65% dei pazienti Remdesivir di 10 giorni, il 70% dei 5 i pazienti diurni e il 60% dei pazienti con cure standard avevano lasciato l'ospedale. "Gli effetti collaterali osservati più frequentemente nei gruppi remdesivir includevano nausea, bassi livelli di potassio nel sangue e mal di testa".

I problemi gastrointestinali sono allineati sullo stesso lato della salute della fluidificazione del sangue, della vitamina D e dell'insulina alta. Questa tesi secondo cui la salute generale è divisa principalmente in due parti opposte ha senso su come l'idrossiclorochina (alto effetto insulinico), la vitamina D, i fluidificanti del sangue e il remdesivir (effetto gastroproblematico) siano tutti efficaci contro il coronavirus (COVID-19). Questo ci consente di continuare a costruire l'elenco e allocare in modo appropriato.

Lato uno della salute	Lato due della salute
Risposta all'interferone di tipo 1	Formazione di anticorpi
Globuli bianchi alti	Globuli bianchi bassi
Insulina nel sangue alta	Bassa insulina nel sangue
Cancro	Bassa pressione sanguigna
Problemi gastronomici	sintomi influenzali/coronavirus
Vitamina E	Vitamina A (betacarotene, zucchero)
Anemia falciforme	Malaria
Ebola fase 2	Ebola-fase 1
Basso volume piastrinico medio (MPV)	Volume medio elevato delle piastrine (MPV)
Attacco di cuore	Citomegalovirus
Felicità (alta dopamina)	Shock cardiogeno e arresto cardiaco
Vitamina D	Depressione (bassa dopamina)
Calcio	Magnesio
Vitamina B12	Vitamina C
Zinco	Vitamina K
Bassa omocisteina	Ferro
Alcol	Alta omocisteina
Assottigliamento del sangue	Caffeina
Colesterolo HDL alto (colesterolo buono)	Coagulo
Colesterolo LDL basso (colesterolo cattivo)	Colesterolo HDL basso (colesterolo buono)
Statine	Colesterolo LDL alto (colesterolo cattivo)
Sodio	Trigliceridi alti
Idrossiclorochina	Chemioterapia
Remdesivir	Potassio
Enzimi epatici elevati	COVID 19
Eparina	

Ora vediamo che i suddetti componenti medici e sanitari che sono stati presi in considerazione nelle possibilità di trattamento del COVID-19 durante l'anno 2020 da vari istituti di ricerca sono stati aggiunti all'elenco: idrossiclorochina, remdesivir ed eparina.

L'ivermectina è stato un altro farmaco che ha attirato molta attenzione per la sua capacità di ridurre la carica virale e aiutare i pazienti a riprendersi più velocemente dall'infezione da COVID-19. Tre studi in diversi paesi hanno confermato questo risultato. L'ivermectina è un farmaco antiparassitario e studi condotti in America Latina che hanno scoperto che l'ivermectina potrebbe inibire la replicazione della replicazione della SARS-CoV-2 hanno portato diversi paesi dell'America Latina a designare l'ivermectina come metodo ufficiale di trattamento per COVID-19. Uno studio intitolato "L'effetto del trattamento precoce con ivermectina sulla carica virale, i sintomi e la risposta umorale nei pazienti con COVID-19 non grave: uno studio clinico pilota, in doppio cieco, controllato con placebo, randomizzato" aveva testato i pazienti all'inizio fasi dell'infezione da COVID-19. Tutti i sintomi riportati di tosse, stanchezza, febbre e mal di testa. Il gruppo è stato diviso in due: un gruppo ha assunto Ivermectin entro 72 ore dall'insorgenza iniziale dei sintomi, mentre l'altro gruppo sarebbe stato designato come gruppo di controllo che non assumeva Ivermectin. Al giorno 4 e 7, il gruppo che ha assunto Ivermectina aveva una carica virale inferiore. Entro il giorno 21, il gruppo Ivermectin si era ripreso dalla perdita dell'olfatto più velocemente del gruppo di controllo. Complessivamente, secondo lo studio c'è stata "una marcata riduzione dell'anosmia/iposmia auto-riferita, una riduzione della tosse e una tendenza ad abbassare la carica virale e abbassare i titoli di IgG che meritano una valutazione in studi più ampi". Altri due studi in Argentina e Bangladesh hanno avuto risultati simili. Lo studio in Argentina intitolato "Effetto antivirale dell'ivermectina ad alte dosi negli adulti con COVID-19: uno studio randomizzato proof-of-concept" ha rilevato che il dosaggio di ivermectina era correlato a un tasso di decadimento virale più elevato. Lo studio Bangledesh intitolato "Ivermectina in combinazione con doxiciclina per il trattamento dei sintomi di COVID-19: uno studio randomizzato" ha rilevato che "I pazienti con infezione da COVID-19 da lieve a moderata trattati con ivermectina più doxiciclina si sono ripresi prima, avevano meno probabilità di progredire a più malattia grave ed era più probabile che risultassero negativi al COVID-19 mediante RT-PCR il giorno 14". Mentre l'ivermectina ha dimostrato di avere risultati positivi nel contenere le prime fasi di COVID-19, altri studi dimostrano che l'ivermectina non è efficace nel trattamento del COVID-19 nelle fasi successive. Tutti i dati indicano che l'ivermectina viene assegnata al lato uno della salute. La FDA ha dichiarato che gli effetti collaterali associati all'uso di alte dosi di Ivermectin sono nausea, vomito e diahrea, che sono componenti gastrointestinali che lo qualificano quindi come combattente dei sintomi dell'influenza/coronavirus.

Altri componenti come un elevato numero di enzimi epatici, sodio, potassio e COVID-19 sono stati aggiunti all'elenco e assegnati in modo appropriato: elevato numero di enzimi epatici e sodio sul lato uno e potassio e COVID-19 sul lato due. Prendere una decisione su dove collocare sodio e potassio è stata una questione complicata, ma dopo aver espresso giudizi basati su fattori menzionati negli studi sui farmaci antinfluenzali e sul loro effetto sull'aumento della pressione sanguigna insieme a fattori descritti nello studio sui trattamenti con redesivir che collegano remdesivir al lato effetti del basso contenuto di potassio, ho deciso di mettere il sodio sul lato uno con remdesivir come alleato nella lotta contro i componenti del lato due. Questo relega automaticamente il potassio sul lato due. Con il potassio noto per abbassare la pressione sanguigna complessiva e aiutare i meccanismi di coagulazione del sangue, diventa giustificato osservare il potassio come alleato di COVID-19 e membro della seconda parte. La difficoltà nel prendere questa decisione è venuta dall'osservazione di studi condotti da scienziati del Centro per la ricerca sul cancro del National Cancer Institute che hanno scoperto che le cellule tumorali si affidano al potassio per eludere le cellule T killer. "Negli esperimenti con tumori sia di topo che umani, il team di Restifo, incluso il ricercatore di oncologia chirurgica dell'NCI Robert Eil (ora all'Oregon Health and Sciences University), ha scoperto che il fluido che riempie lo spazio tra le cellule tumorali può contenere alti livelli di potassio, uno ione che di solito è concentrato all'interno delle cellule. Questo fluido extracellulare contenente potassio è risultato essere immunosoppressore. Ciò implicherebbe che il potassio è un alleato del cancro e quindi contraddirebbe la tesi che il potassio (lato due) sia dalla parte opposta del cancro (lato uno). Tuttavia uno studio condotto da Jansson B. intitolato "Potassium, sodium, and cancer: a review" ha affermato che quando il potassio lascia le cellule e il sodio entra, il tasso di cancro aumenta. L'articolo afferma che "i pazienti con malattie iperkaliemiche (Parkinson, Addison) hanno tassi di cancro ridotti e i pazienti con malattie ipokaliemiche (alcolismo, obesità, stress) hanno tassi di cancro aumentati". Questa scoperta ci aiuta a dedurre che il sodio è un agente cancerogeno e contribuisce al cancro, e quindi correttamente collocato sul lato uno degli elenchi presentati. Si prega di notare che l'iperkaliemico è un potassio anormalmente elevato mentre l'ipokaliemico è un potassio anormalmente ridotto. Per risolvere la contraddizione tra gli studi, potrei dedurre che il potassio - in quanto antagonista dell'agente cancerogeno sodio - è visto dalle cellule T killer come un alleato (o come uno che fa lo stesso lavoro) che quindi eviterebbe o ritarderebbe la risposta dei linfociti T killer. Finché il potassio è presente, tenterà sempre di antagonizzare il sodio anche se viene espulso aumentando i livelli di sodio nelle cellule e questo di per sé è un'operazione antitumorale del potassio. Le cellule tumorali umane contengono molto più sodio che potassio. Uno studio sui tumori umani di 10 pazienti oncologici con tumori classificati in tre tipi: carcinoma cheratinizzante, a cellule transizionali e ipernefroide... e confrontato con pazienti che non hanno processi cancerosi maligni ha rivelato che in tutti e tre i tipi di cellule tumorali, la media intranucleare il contenuto di sodio è aumentato di oltre tre volte, mentre il contenuto di potassio è diminuito rispettivamente del 32, 16 e 13%. Il nome dello studio è "Rapporti intracellulari Na+:K+ nelle cellule tumorali umane come rivelato dalla microanalisi a raggi X a dispersione di energia".

Un altro componente che può essere opportunamente aggiunto all'elenco è la vitamina B1, nota anche come tiamina. La tiamina è un micronutriente naturale che si trova nei cereali integrali, nella carne e nel pesce. Nella mia ricerca e test personali - avendo sperimentato sintomi di stitichezza e feci fibrose - ho scoperto che gran parte del mio sollievo da quei sintomi è arrivato immediatamente dopo aver consumato riso bianco (con caffè) o crema di latte in polvere (con caffè). Ulteriori ricerche mi hanno permesso di dedurre un tale effetto su un probabile antagonista della tiamina poiché i prodotti macinati come il riso bianco e molte polveri sono stati implicati come cause della carenza di tiamina. Quando il caffè, un antagonista naturale della tiamina, viene combinato con una fonte a basso contenuto di tiamina a seguito della lavorazione attraverso un sistema di macinazione, il sollievo dalla stitichezza/feci fibrose aumenta. Sebbene sia noto che il caffè da solo provocherà un tale effetto, ho scoperto che in combinazione con prodotti trasformati a basso contenuto di tiamina come il riso bianco, l'effetto diuretico del caffè è più pronunciato. Poiché i suddetti sintomi - costipazione/feci filamentose - rispecchiano quelli dei tumori del retto, suppongo che gli antagonisti della tiamina possano combattere i sintomi del cancro del retto, mentre la tiamina stessa contribuirebbe alla malattia e quindi verrebbe assegnata al lato uno del layout dell'elenco .

Il processo di macinazione utilizzato sul riso integrale per rimuovere la buccia, la crusca e il germe del riso esaurisce il 43-92% della loro vitamina B1. Tuttavia questa minore quantità di tiamina nel riso bianco non spiega un esaurimento di tiamina dopo aver consumato riso bianco. Ci deve essere un meccanismo nel riso bianco responsabile dell'esaurimento della tiamina durante il consumo. Dopo ulteriori ricerche e dopo aver scoperto che sia il riso integrale che il riso bianco contengono arsenico, ho scoperto che il contenuto di tiamina nella crusca, buccia e germe nel riso integrale antagonizza l'arsenico, mentre la rimozione di quei componenti (crusca, buccia e germe) per lavorare il riso bianco fa sì che l'arsenico prevalga sul contenuto di tiamina nel riso bianco. Fondamentalmente, anche se il contenuto di arsenico nel riso integrale è superiore a quello contenuto nel riso bianco, la crusca/lolla/germe del riso integrale contiene abbastanza tiamina per sopprimere l'effetto dell'arsenico. C'è essenzialmente un rapporto tiamina-arsenico più alto nel riso integrale rispetto al riso bianco. Il riso bianco, al contrario, avrebbe un rapporto tiamina-arsenico inferiore, anche se nel riso bianco ci sono meno tiamina e arsenico. Pertanto l'arsenico nel riso bianco è abbastanza basso da non causare tossicità ma abbastanza alto (in termini di rapporto con la tiamina) da provocare una carenza di tiamina. La carenza di tiamina è stata anche collegata alla malaria, che si trova dalla nostra parte due della salute. The Lancet, una rivista ad accesso aperto, ha pubblicato un articolo nel 1999 su uno studio condotto in Tailandia che ha rivelato che la carenza acuta di tiamina può simulare molte complicazioni della malaria. (VOLUME 353, ISSUE 9152, P546-549). Ciò collegherebbe la carenza di tiamina e l'arsenico alla malaria e giustificherebbe ulteriormente la tiamina a lato della salute. Gli antagonisti della tiamina e persino l'arsenico verrebbero quindi relegati al secondo lato della salute. Ora possiamo ipotizzare che l'arsenico, visto che è sul lato due, possa aiutare a combattere il cancro, che è sul lato uno. Nel 2010, i ricercatori della Stanford University hanno scoperto che il trattamento di topi con un certo tipo di tumore al cervello con triossido di arsenico ha rallentato o fermato la crescita del tumore. Philip Beachy, PhD, professore di biologia dello sviluppo e Ernest and Amelia Gallo Professor presso la School of Medicine, è l'autore senior delle nuove scoperte sull'arsenico, pubblicate online negli Atti della National Academy of Sciences il 12 luglio. Ecco cosa il layout del lato uno e del lato due ora sembra con arsenico e tiamina allocati appropriatamente:

Lato uno della salute
Risposta all'interferone di tipo 1
Globuli bianchi alti
Insulina nel sangue alta
Cancro
Problemi gastronomici
Vitamina E
Anemia falciforme
Ebola fase 2
Basso volume piastrinico medio (MPV)
Attacco di cuore
Felicità (alta dopamina)
Vitamina D
Calcio
Vitamina B12
Zinco
Bassa omocisteina
Alcol
Assottigliamento del sangue
Colesterolo HDL alto (colesterolo buono)
Colesterolo LDL basso (colesterolo cattivo)
Statine
Sodio
Idrossiclorochina
Remdesivir
Ivermectina
Enzimi epatici elevati
Eparina
Tiamina

Lato due della salute
Formazione di anticorpi
Globuli bianchi bassi
Bassa insulina nel sangue
Bassa pressione sanguigna
sintomi influenzali/coronavirus
Vitamina A (betacarotene, zucchero)
Malaria
Ebola-stadio 1
Volume medio elevato delle piastrine (MPV)
Citomegalovirus
Shock cardiogeno e arresto cardiaco
Depressione (bassa dopamina)
Magnesio
Vitamina C
Vitamina K
Ferro
Alta omocisteina
Caffeina
Coagulo
Colesterolo HDL basso (colesterolo buono)
Colesterolo LDL alto (colesterolo cattivo)
Trigliceridi alti
Chemioterapia
Potassio
COVID 19
Arsenico

Ora possiamo approfondire ulteriormente questo elenco e incursione in una vasta gamma di altri componenti che sono sempre presenti nei nostri processi vitali. Osservando la disposizione e i componenti che compongono entrambi i lati, possiamo iniziare a supporre più facilmente dove si adatterebbero altre forme, sostanze, particelle, nutrienti, vitamine, minerali e sintomi. Ad esempio, poiché la vitamina D e il cancro sono sul lato uno, possiamo presumere che la luce solare stessa andrebbe sul lato uno. Sulla base di ciò, possiamo anche aggiungere radiazioni al lato uno. L'effetto collaterale di nausea, lividi e sanguinamento che accompagna l'esposizione alle radiazioni afferma il suo legame con i componenti di fluidificanti del sangue e problemi gastrointestinali sul lato uno. La confusione riguardo a questa assegnazione può derivare dal fatto che il trattamento con radiazioni è stato utilizzato per trattare alcuni tipi di cancro. Le radiazioni agiscono danneggiando il DNA delle cellule tumorali, impedendo loro di replicarsi. Questo alla fine causa la morte sia delle cellule tumorali che di quelle non cancerose. Questo risultato non richiede che si sia verificata una riattivazione dei meccanismi antitumorali all'interno del corpo, il che, se dovesse essere il caso (che non si è verificata alcuna riattivazione dei meccanismi antitumorali), aumenterebbe solo le possibilità di una recidiva se alcuni delle cellule tumorali sopravvivono alla radioterapia. Con questa prospettiva, le radiazioni possono essere messe dalla prima parte come alleate del cancro.

Tre agenti biologici che sono stati fonte di preoccupazione sono l'antrace, l'ebola e il vaiolo. All'inizio del capitolo, ho fatto un'analisi su quale lato dell'ebola della salute potrebbe essere designato. Dopo aver studiato le fasi dell'ebola - con i sintomi iniziali simili all'influenza / coronavirus e i sintomi successivi più correlati alla gastro - sono giunto a un consenso sul fatto che la fase successiva dei sintomi dell'ebola (che sono correlati alla gastro) dovrebbe andare dalla prima parte. Per coincidenza, il forte sanguinamento che si verifica nelle fasi successive dell'ebola è un altro motivo per cui si adatta al lato uno; l'assottigliamento del sangue è sul lato uno. Inoltre, l'elevato numero di globuli bianchi o leucocitosi che danneggia i vasi sanguigni strappando costantemente buchi nelle pareti dei vasi sanguigni conferma ulteriormente la designazione; l'alto numero di globuli bianchi è sul lato uno. Tutto ciò consente alle fasi successive dell'ebola (o fase 2) di adattarsi bene al lato uno. Questo decorso della progressione della malattia è molto simile alle fasi che si verificano con l'inalazione di antrace. I sintomi iniziali dell'inalazione di antrace sono sintomi simil-influenzali/coronavirus. I sintomi successivi sono correlati a gastro/sanguinamento. La grande differenza tra l'ebola e l'antrace da inalazione è la conta dei globuli bianchi. Nell'ebola, è comune che i pazienti sviluppino leucocitosi, un numero anormalmente alto di globuli bianchi. Nell'inalazione di antrace, è stato riscontrato che i pazienti hanno un numero di globuli bianchi inferiore con la gastroenterite che si manifesta nella fase successiva. Gli studi hanno scoperto che una tossina nell'antrace è in grado di paralizzare i globuli bianchi e quindi impedire loro di combattere l'infezione. Per quanto riguarda la nostra lista, questo complica il processo di assegnazione dell'antrace. La sua inibizione della coagulazione del sangue e la manifestazione dei sintomi gastro si allineano con i componenti sul lato uno. Tuttavia, sulla base della nostra tesi, quei problemi menzionati porterebbero con sé una certa misura di aumento del numero di globuli bianchi (anche un numero elevato di globuli bianchi è sul lato uno), ma apparentemente non è il caso dell'antrace per inalazione. Tuttavia, in un'intervista del 2001 del CDC (Centers for Disease Control) con il vicedirettore ad interim del Centro nazionale per le malattie infettive del CDC, la dott.ssa Julie Gerberding, afferma: "Sappiamo dai casi che sono stati esaminati finora, che la maggior parte dei pazienti con inalazione antrace aveva un numero elevato di globuli bianchi o indicazioni di infiammazione acuta sul loro numero di globuli bianchi e, cosa forse più importante, nessuno dei pazienti aveva un basso numero di globuli bianchi o un aumento del numero di linfociti. Se questo è il caso, l'antrace per inalazione (fase 2) andrebbe dalla parte uno con la fase 2 dell'ebola. Quindi, quindi, in entrambi i casi di inalazione di ebola e antrace, possiamo dire che i globuli bianchi vengono temporaneamente paralizzati dall'influenza/ fase del coronavirus, che sta quindi causando una successiva valanga iper-reattiva di globuli bianchi quando termina quella fase dell'influenza/coronavirus... portando agli effetti di sintomi come sanguinamento e gastroenterite ed eventuale insufficienza respiratoria. È importante notare che l'ipotensione è stata documentata in numerosi casi di antrace da inalazione. L'ipotensione è la pressione sanguigna bassa e non è sul lato uno dove sarebbe l'antrace per inalazione (fase 2). È sul lato due. La nostra tesi dedurrebbe che l'ipertensione (pressione alta) sarebbe collegata all'inalazione di antrace sul lato uno. L'ipertensione è sul lato uno. Per risolvere questo, dobbiamo dedurre che la dispnea e la diaforesi che derivano dall'inalazione di antrace sono indotte ipertensivamente (possibile ipertensione polmonare) e la conseguente progressiva perdita di ossigeno è la ragione dell'ipotensione che si verifica vicino alla morte per inalazione di antrace. Ecco l'aggiornamento del lato uno e del lato due della salute:

Lato uno della salute
Risposta all'interferone di tipo 1
Globuli bianchi alti
Insulina nel sangue alta
Cancro
Problemi gastronomici
Vitamina E
Anemia falciforme
Ebola fase 2
Basso volume piastrinico medio
(MPV)
Attacco di cuore
Felicità (alta dopamina)
Vitamina D
Calcio
Vitamina B12
Zinco
Bassa omocisteina
Alcol
Assottigliamento del sangue
Colesterolo HDL alto
(colesterolo buono)
Colesterolo LDL basso
(colesterolo cattivo)
Statine
Sodio
Idrossiclorochina
Remdesivir
Ivermectina
Enzimi epatici elevati
Eparina
Tiamina
Radiazione
Inalazione Antrace-stadio 2 (sintomi
gastro)
Sole

Lato due della salute
Formazione di anticorpi
Globuli bianchi bassi
Bassa insulina nel sangue
Bassa pressione sanguigna
sintomi influenzali/coronavirus
Vitamina A (betacarotene, zucchero)
Malaria
Ebola-stadio 1 (sintomi influenzali)
Volume medio elevato delle piastrine
(MPV)
Citomegalovirus
Shock cardiogeno e arresto cardiaco
Depressione (bassa dopamina)
Magnesio
Vitamina C
Vitamina K
Ferro
Alta omocisteina
Caffeina
Coagulo
Colesterolo HDL basso
(colesterolo buono)
Colesterolo LDL alto
(colesterolo cattivo)
Trigliceridi alti
Chemioterapia
Potassio
COVID 19
Arsenico
Inalazione Antrace-stadio
1(influenza
sintomi)

Un altro agente biologico è la tossina botulinica che provoca il botulismo. È ottenuto da batteri chiamati Clostridium botulinum. Il botulismo agisce nel corpo attaccando i neurotrasmettitori, causando sintomi come danni ai nervi, paralisi ed eventuale insufficienza respiratoria e morte. Altri sintomi sono difficoltà a parlare, vedere e deglutire insieme a palpebre cadenti. C'è anche debolezza muscolare che inizia nel tronco e poi si sposta negli arti prima che si verifichi un'eventuale paralisi muscolare e difficoltà respiratorie. Il sintomo iniziale più comune è la stitichezza e per il botulismo alimentare: vertigini e nausea. Questi vengono prima della successiva debolezza muscolare e problemi neurologici. Il botulismo si diffonde tramite aerosol o cibo. "La tossina botulinica è 15.000 volte più tossica dell'agente nervino VX e 100.000 volte più tossica del sarin", secondo uno studio condotto da Jan Glarum, Don Birou e Edward CetarukMD intitolato Assessment of Likely Mass Casualty Events and Potential Hospital Impact https://doi.org/10.1016/B978-1-85617-701-6.00002-4. Ciò sottolinea l'entità del pericolo relativo alla possibile arma di questa tossina. Osservando il lato uno e il lato due della salute per vedere dove si inserisce il botulismo in tale quadro, possiamo fare riferimento all'operazione fondamentale di questo agente biologico che è quello di attaccare i neurotrasmettitori. Poiché non vi è alcun cambiamento evidente nei segni vitali quando si contrae il botulismo, possiamo dedurre il botulismo dall'avere un tema dopaminergico con una componente neurologica molto forte. I sintomi successivi del botulismo come problemi alla vista, difficoltà a deglutire, linguaggio confuso e debolezza muscolare rispecchiano fortemente quelli della carenza di dopamina: diplopia (visione doppia)/difficoltà a mangiare e deglutire/difficoltà a parlare e formare parole/difficoltà a mantenere il corpo in posizione eretta/difficoltà con equilibrio quando si sta in piedi e si cammina/ movimenti oculari incontrollabili. La fonte dei sintomi di diplopia nella carenza di dopamina è venuta da uno studio sul morbo di Parkinson in cui è stato rivelato che "la dopamina svolge un ruolo importante in diversi processi legati alla visione, come l'adattamento alla luce, il controllo oculomotorio, la sensibilità al contrasto, la visione dei colori, la costruzione visuospaziale e memoria di lavoro spaziale [4-6]. La mancanza di dopamina può quindi portare a una serie di disturbi visivi nei pazienti con PD, come la diplopia". Si prega di notare che le persone che soffrono di malattia di Parkinson hanno basse concentrazioni di dopamina nel cervello. Le somiglianze tra entrambi i sintomi della carenza di dopamina e il botulismo ci consentono di designare il botulismo al secondo lato della salute in cui si trova già una bassa dopamina. Possiamo anche aggiungere la malattia di Parkinson poiché corrisponde a una bassa dopamina. Questo ci permette di osservare il botulismo come agente biologico, ma con una tipologia di sintomi in qualche modo contrastante con l'ebola o l'antrace. L'ebola e l'antrace iniziano in modo simile all'influenza/coronavirus prima di diventare correlati alla gastroenterite. il botulismo, al contrario, inizia (in alcuni casi) con sintomi gastroproblematici prima di essere seguito da disturbi neurologici/dopaminergici.

La peste (Yersinia Pestis) è stata coniata nel modo più famoso "morte nera" a causa delle croste nere che si formano sulla pelle durante l'infezione. Nel XIV secolo, la malattia spazzò via un terzo della popolazione europea. Viene contratto principalmente da roditori come ratti, topi, scoiattoli e conigli. Si diffonde agli esseri umani attraverso i morsi delle pulci infette di quei roditori, principalmente pulci di ratto. L'infezione si manifesta in diverse forme: bubbonica, setticemica e polmonare. L'infezione da peste bubbonica dei linfonodi provoca principalmente sintomi simil-influenzali/coronavirus: febbre alta, brividi, dolori muscolari, mal di testa, estrema debolezza e linfonodi ingrossati. Gli antibiotici in modo tempestivo risolvono il 90% dei casi. Tuttavia, se non curati, i batteri Y. pestis della peste bubbonica alla fine entrano nel flusso sanguigno e la persona infetta contrae quella che viene chiamata peste setticemica. I sintomi della peste setticemica sono gastro-correlati e comprendono nausea, vomito, diarrea e dolori addominali. La persona infetta sviluppa anche gravi problemi di sanguinamento, lividi, sangue nelle urine e dalla bocca, dal naso e dal retto. I problemi di sanguinamento sono seguiti da gravi difficoltà respiratorie e persino dalla morte. Con un trattamento tempestivo, dal 75% all'80% delle persone sopravvive. La connessione tra peste bubbonica e peste setticemica come la stessa infezione in diversi stadi segue lo schema che vediamo sia nell'ebola che nell'antrace, dove un primo stadio presenta sintomi simil-influenzali/coronavirus e un secondo stadio provoca sintomi gastro/emorragici. Nell'ebola e nell'antrace, la malattia simile all'influenza/coronavirus (lato due) serve quasi come un accenditore per indurre una valanga di tutto ciò che riguarda il gastro/emorragia e il lato uno della nostra lista. La differenza tra la peste contro l'ebola e l'antrace è che il primo e il secondo stadio dell'infezione della peste hanno nomi diversi, rispettivamente bubbonico e setticemico. Questa distinzione tra gli stadi della stessa infezione non è denominata in antrace ed ebola. Gli aspetti sintomatici della peste ci consentono di allocare la peste bubbonica con malattie simil-influenzali/coronavirus alla seconda faccia e la peste setticemica alla prima con problemi gastro, carbonchio (stadio 2) ed ebola (stadio 2). Un'altra forma di peste è Pnuemonic, che si verifica quando il batterio Y. pestis colpisce i polmoni. I sintomi sono simili a quelli dell'influenza/coronavirus e vengono trasmessi attraverso la respirazione di goccioline, provenienti da esseri umani o animali infetti, che contengono il batterio Y. pestis. Questa è la forma più rara, ma può essere facilmente utilizzata come arma come agente di bioterrorismo. La peste polmonare andrebbe sul lato due. Ecco i nostri elenchi aggiornati con botulismo e peste assegnati in modo appropriato:

Lato uno della salute
Risposta all'interferone di tipo 1
Globuli bianchi alti
Insulina nel sangue alta
Cancro
Problemi gastronomici
Vitamina E
Anemia falciforme
Ebola fase 2
Basso volume piastrinico medio
(MPV)
Attacco di cuore
Felicità (alta dopamina)
Vitamina D
Calcio
Vitamina B12
Zinco
Bassa omocisteina
Alcol
Assottigliamento del sangue
Colesterolo HDL alto
(colesterolo buono)
Colesterolo LDL basso
(colesterolo cattivo)
Statine
Sodio
Idrossiclorochina
Remdesivir
Ivermectina
Enzimi epatici elevati
Eparina
Tiamina
Radiazione
Inalazione Antrace-stadio 2 (sintomi
gastro)
Sole
Peste setticemica

Lato due della salute
Formazione di anticorpi
Globuli bianchi bassi
Bassa insulina nel sangue
Bassa pressione sanguigna
sintomi influenzali/coronavirus
Vitamina A (betacarotene, zucchero)
Malaria
Ebola-stadio 1 (sintomi influenzali)
Volume medio elevato delle piastrine
(MPV)
Citomegalovirus
Shock cardiogeno e arresto cardiaco
Depressione (bassa dopamina)
Magnesio
Vitamina C
Vitamina K
Ferro
Alta omocisteina
Caffeina
Coagulo
Colesterolo HDL basso
(colesterolo buono)
Colesterolo LDL alto
(colesterolo cattivo)
Trigliceridi alti
Chemioterapia
Potassio
COVID 19
Arsenico
Inalazione Antrace-stadio
1(influenza
sintomi)
Botulismo
morbo di Parkinson
Piaga bubbonica
Peste polmonare
Nuvole

Osservando il sole sul lato uno della salute, insieme alle radiazioni e Vitamina D, possiamo spiegare ulteriormente assegnando l'assorbimento di calore al lato uno e la riflessione del calore al lato due. In aggiunta, possiamo quindi tenere conto del colore della superficie. Poiché le superfici nere assorbono il calore, possiamo aggiungere superfici nere al lato uno; superfici bianche al lato due. Da lì possiamo compilare il resto del lato uno e del lato due della salute con tutti gli elementi della tavola periodica in base al loro colore. Nero, blu, rosso scuro, marrone verde, grigio e argento, grazie alle loro proprietà di assorbimento del calore come colori più scuri, possono andare sul lato uno. I colori bianco, bianco-argento o giallo, a causa delle loro qualità di riflessione del calore come colori più chiari, possono andare sul lato due. Le fonti per il colore degli elementi sono il CRC Handbook of Chemistry and Physics, 88th [edition], The Yaws Handbook of Physical Properties for Hydrocarbons and Chemicals, e Chemicool Periodic Table

Si prega di notare che "Zinco" è stato spostato sul lato due per tenere conto del fatto che "Rame" è stato posizionato sul lato uno. Gli studi hanno dimostrato che alti livelli di zinco/bassi livelli di rame sono associati a un numero inferiore di globuli bianchi, leucopenia, neutropenia e anemia. Il basso numero di globuli bianchi è sul lato due. Il rame e lo zinco sono antagonisti tra loro.

Lato uno della salute
Risposta all'interferone di tipo 1
Globuli bianchi alti
Insulina nel sangue alta
Cancro
Problemi gastronomici
Vitamina E
Anemia falciforme
Ebola fase 2
Basso volume piastrinico medio
(MPV)
Attacco di cuore
Felicità (alta dopamina)
Vitamina D
Calcio
Vitamina B12
Bassa omocisteina
Alcol
Assottigliamento del sangue
Colesterolo HDL alto
(colesterolo buono)
Colesterolo LDL basso
(colesterolo cattivo)
Statine
Sodio
Idrossiclorochina
Remdesivir
Ivermectina
Enzimi epatici elevati
Eparina
Tiamina
Radiazione
Inalazione Antrace-stadio 2 (sintomi
gastro)
Sole
Peste setticemica
Superfici nere
Assorbimento di calore
Metallo attinio-argenteo
Metallo americio-argenteo
Metallo antimonio-argenteo
Metallo grigio arsenico-grigio

Lato due della salute
Formazione di anticorpi
Globuli bianchi bassi
Bassa insulina nel sangue
Bassa pressione sanguigna
sintomi influenzali/coronavirus
Vitamina A (betacarotene,
zucchero)
Malaria
Ebola-fase 1 (sintomi influenzali)
Volume medio elevato delle
piastrine (MPV)
Citomegalovirus
Shock cardiogeno e arresto
cardiaco
Depressione (bassa dopamina)
Magnesio
Vitamina C
Vitamina K
Ferro
Alta omocisteina
Caffeina
Coagulo
Colesterolo HDL basso
(colesterolo buono)
Colesterolo LDL alto
(colesterolo cattivo)
Trigliceridi alti
Chemioterapia
Potassio
COVID 19
Arsenico
Inalazione Antrace-stadio
1(influenza
sintomi)
Botulismo
Morbo di Parkinson
Piaga bubbonica
Peste polmonare
Nuvole
Superfici bianche
Riflessione al calore
Metallo alluminio-argento-bianco
Gas incolore argon

Lato uno...continua
Astato: presunto molto scuro
Grigio berillio-acciaio
Romboedrico nero boro
cristalli
Liquido rosso bromo
Metallo grigio-argenteo-calcio
Carbonio/grafite-nero morbido
cristalli esagonali
Solido fullerene-C70-rosso-marrone
Nerofumo, polvere nera fine
Metallo cerio-argenteo
Metallo cromo-blu-bianco
Metallo grigio cobalto
Metallo rosso rame
Metallo curio-argenteo
Metallo disprosio-argenteo
Metallo erbio-argenteo
Metallo argentato Europio
Francio-argento-grigio-metallizzato
Gadolinio-metallo argenteo
Liquido gallio-argenteo o cristalli
ortorombici grigi
Metallo grigio afnio
Metallo olmio-argenteo
Piastre iodio-blu-nere
Metallo lantanio-argenteo
Metallo grigio-argenteo color piombo
Metallo lutezio-argenteo
Metallo grigio duro al manganese
Liquido argenteo carico di mercurio
Metallo molibdeno-grigio-nero
Metallo neodimio-argenteo
Nettunio-metallo argenteo
Metallo grigio niobio
Metallo osmio-blu-bianco
Gas ozono-blu
Gas incolore di ossigeno

Lato due...continua
Cristalli cubici gialli morbidi di
arsenico giallo
Metallo giallo bario-argenteo
Berkelio-bianco-argenteo
Metallo morbido bianco-grigio
bismuto
Californio-bianco-argenteo
Aghi o piastre Fullerene-C60-giallo
Metallo cesio-argento-bianco
Gas cloro-verde-giallo
Gas giallo fluoro-pallido
Cristalli cubici bianchi grigio
germanio
Metallo giallo dorato
Elio gas incolore
Idrogeno-incolore
Gas Krypton-incolore
Metallo bianco morbido all'indio
Metallo iridio-argento-bianco
Metallo ferro-argento-bianco o grigio
Metallo bianco-argenteo morbido al
litio
Metallo bianco-argento-magnesio
Gas incolore al neon
Gas incolore azoto
Metallo bianco nichel
Metallo palladio-argento-bianco
Fosforo bianco-Il fosforo bianco è
solitamente di colore giallo pallido
Metallo plutonio-argento-bianco
Metallo bianco-argenteo morbido al
potassio
Metallo bianco radio
Metallo rodiato-argento-bianco
Metallo rutenio-argento-bianco
Metallo stronzio-argento-bianco
Cristalli di zolfo (α-ortorombico)-
giallo ortorombico
Aghi monoclini giallo zolfo (β-
monoclino).
Cristalli romboedrici tellurio-grigio-
bianco
Metallo bianco-blu morbido al tallio

Lato uno...continua
Cristalli ortorombici neri di fosforo nero
Polvere amorfa rosso fosforo-rosso-viola
Metallo grigio platino-argento
Metallo polonio-argenteo
Metallo praseodimio-argenteo
Promezio-metallo argenteo
Protoattinio-metallo argenteo
Gas radon incolore
Metallo grigio renio-argenteo
Metallo argenteo color rubidio
Metallo samario-argenteo
Metallo scandio-argenteo
Cristalli metallici grigio selenio
Vitreo Solido amorfo nero di selenio
Cristalli monoclini rossi di selenio (A-monoclino).
Cristalli grigio silicio o solido amorfo marrone
Metallo argento-argenteo
Metallo argentato sodico
Metallo grigio tantalio
Tecnezio-grigio-argento
Metallo terbio-argenteo
Metallo tulio-argenteo
Metallo grigio titanio
Metallo itterbio-argenteo
Metallo ittrio-argenteo

Lato due...continua
Metallo grigio-bianco morbido al torio
Stagno-argento-bianco
Metallo bianco-grigio-tungsteno
Cristalli ortorombici uranio-argento-bianco
Metallo bianco-grigio-vanadio
Gas radon incolore
Metallo bianco-grigio-zirconio
Metallo zinco-blu-bianco

Nel Clinical Case Reports Journal Volume 8, Issue 9 September 2020 https://doi.org/10.1002/ccr3.2987 Pages 1666-1671, un documento di ricerca pubblicato nel maggio 2020 dal titolo Carenza di rame indotta da zinco, anemia sideroblastica e neutropenia : Un aspetto sconcertante dell'eccesso di zinco dei ricercatori Ahsan Wahab, Kamran Mushtaq, Samuel G. Borak e Naresh Bellam hanno fornito un'analisi di un caso di studio che coinvolge una persona che soffre di tossicità dello zinco/carenza di rame. È stato notato che il numero iniziale di globuli bianchi più basso del paziente è stato risolto dopo l'integrazione con rame. Il suo numero di globuli bianchi è salito a livelli normali dopo aver ricevuto 2 mg di rame elementare orale al giorno (per contrastare lo zinco elevato) per 2 mesi.

Qualsiasi ruolo lo zinco abbia nella lotta contro le malattie simil-influenzali dovrà ora essere associato non allo zinco stesso (poiché ora è spostato sul lato due dal lato uno) ma sull'omeostasi del rame che si verifica quando è presente un equilibrio di zinco/rame nel corpo.

Altri studi che collegano la carenza di zinco ad alcuni tumori aiutano ad affermare questa alterazione del posizionamento dello zinco sul lato due come combattente contro il cancro.

Noterai da questo layout lato uno / lato due appena formulato
(con tutti gli elementi assegnati) che l'ossigeno è stato posto sul lato uno. Ciò è stato fatto a causa della correlazione tra bassa pressione sanguigna (lato due) e basso contenuto di ossigeno. Di conseguenza, questo mi ha permesso di ipotizzare che tutti i gas di asfissia come argon, elio, azoto, ecc. dovrebbero andare sul lato due poiché il loro componente principale è quello di spostare l'ossigeno. Un altro punto chiave da osservare per evitare confusione è il modo in cui molti degli elementi di radiazione sono posti di fronte alla radiazione stessa. Il modo migliore per comprendere questa qualificazione è capire come l'acqua, quando riscaldata, emetterà un calore che influenzerebbe una persona in modo diverso rispetto all'acqua effettiva se l'acqua non fosse riscaldata e anche consumata. Anche il concetto di decadimento radioattivo si adatta alla tesi dei lati opposti della salute.

Il decadimento radioattivo si verifica quando un nucleo atomico viene bombardato da neutroni, creando così uno squilibrio tra protoni e neutroni all'interno del nucleo. I neutroni quindi causano la divisione degli atomi in 2 atomi più piccoli. I 2 atomi più piccoli successivamente rilasciano più neutroni. Quei neutroni colpiscono i 2 atomi più piccoli, che quindi fanno sì che ciascuno di quei 2 atomi si divida in 2 atomi più piccoli, che poi lasciano 4 atomi più piccoli del tutto. Quei 4 atomi più piccoli successivamente rilasciano neutroni che colpiscono ciascuno di quei 4 atomi più piccoli causando la divisione in due di tutti quegli atomi. Questa reazione a catena continua semplicemente ed è ciò che viene chiamato il processo di fissione. Questo processo di fissione del decadimento radioattivo in cui gli atomi si dividono in atomi più piccoli può essere meglio compreso osservando gli atomi come gli elementi sulla tavola periodica, dove un elemento con un numero atomico più alto si divide in 2 elementi con numeri atomici più bassi. Ad esempio, quando l'uranio 235 viene bombardato da neutroni, assorbe i neutroni e diventa uranio-236 prima di dividersi in un atomo di krypton e un atomo di bario, entrambi con numeri atomici inferiori all'uranio. Questo processo nucleare può essere inteso, secondo questa tesi, come il lato uno (dove si trovano il calore e la radiazione) che prende il sopravvento sul lato due (dove si trovano molti degli elementi radioattivi).....tutto mediante il bombardamento di neutroni di un nucleo atomico e il successivo decadimento radioattivo durante il processo di fissione. Questo ci permette di allocare i neutroni sul lato uno ei protoni sul lato due. Possiamo anche iniziare a ipotizzare quale sarebbe la cattura di protoni in termini di una reazione su larga scala del lato due che prende il sopravvento sul lato uno, qualcosa che probabilmente produrrebbe un freddo estremo e quindi congelerebbe tutto sul suo cammino. Sarebbe una reazione criogenica.

Quando si tratta di ipotizzare il processo opposto alla fissione (decadimento radioattivo che genera un'enorme energia termica), si può fare riferimento ai fondamenti della produzione di plutonio. Durante la seconda guerra mondiale, nel reattore B del sito di produzione del plutonio a Hanford, Washington, gli scienziati hanno bombardato l'uranio con neutroni per diversi settimane prima di mettere l'uranio estremamente caldo e i suoi elementi combustibili in una pozza d'acqua dietro il nocciolo del reattore B per il raffreddamento. Durante quel periodo, l'uranio è decaduto in plutonio e la radiazione dal resto dei prodotti di fissione è diminuita. I prodotti di fissione sono gli elementi instabili sempre più piccoli che si verificano quando gli atomi si dividono in atomi più piccoli durante il processo di fissione dell'uranio bombardato dai neutroni. Quando l'uranio veniva immagazzinato in acqua, l'uranio 238 (un isotopo dell'uranio) assorbiva un neutrone e diventava uranio-239. Ha quindi convertito quel neutrone in un protone. Poiché il numero atomico di un elemento è il suo numero di protoni, il processo di un atomo che converte un neutrone in un protone convalida l'identificazione dell'atomo come nuovo elemento. Poiché l'uranio era l'elemento più pesante in quel momento con il numero atomico più alto, un nuovo elemento derivante da un atomo di uranio che converte un neutrone in un protone sarebbe stato aggiunto alla tavola periodica. In questo caso, il nuovo elemento è stato chiamato Neptunium. Pertanto l'uranio-239 divenne il nettunio-239. Entro 2,5 giorni, Neptunium-239 ha convertito un neutrone in un protone, che ha convalidato l'identificazione di un nuovo elemento chiamato plutonio o plutonio 239 in questo caso. Questo processo che ha avuto luogo durante il raffreddamento degli elementi combustibili di uranio ci consente di ipotizzare che, a differenza del decadimento radioattivo che genera calore che avviene nella fissione, un processo di generazione a freddo comporterebbe una reazione a catena in cui gli atomi convertono costantemente un neutrone in un protone e creando così nuovi elementi nel processo, elementi che potevano essere identificati e nominati solo dall'elemento finale che si sarebbe verificato alla fine di quel processo. Per rintracciare quei nuovi elementi in questo caso di raffreddamento estremo, si dovrebbe collocare, dopo il processo di raffreddamento estremo, quegli elementi in un deposito d'acqua che porterebbe quelle temperature estremamente basse a temperature normali. Durante un processo del genere, si verificherebbe il decadimento radioattivo, lasciando l'acqua piena di elementi sconosciuti che dovrebbero essere identificati e nominati utilizzando tecniche di estrazione con solvente e spettroscopia.

Un'ipotesi su come una reazione a catena autosufficiente creerebbe continuamente nuovi elementi ed emetterebbe un'enorme quantità di raffreddamento potrebbe essere ipotizzata attraverso la comprensione del processo di radiazione beta: l'uranio-238 assorbe un neutrone durante la fissione e diventa uranio-239, che poi - dopo 23 minuti (nella riserva d'acqua) - il beta decade e converte un neutrone in un protone e diventa Neptunium239, che a sua volta dopo 2,5 giorni (nella riserva d'acqua) fa lo stesso e diventa Plutonio-239. Il plutonio-239 ha un'emivita di circa 24.100 anni prima di diventare americio-239. Tuttavia, dopo l'assorbimento di 4 neutroni, il plutonio-239 diventa plutonio 243, che ha un'emivita di 5 ore. Se l'uranio-239 fosse bombardato con neutroni durante la fase di stoccaggio dell'acqua, gli isotopi decadrebbero continuamente beta in nuovi isotopi elementari con tempi di dimezzamento brevi, emettendo così più rapidamente un'enorme quantità di raffreddamento. (L'ipotesi è che la formazione di nuovi elementi provochi il raffreddamento) L'uso di acqua etichettata con ossigeno-15, che è acqua normale, ma con l'atomo di ossigeno sostituito dall'ossigeno-15 potrebbe forse accelerare l'emivita di un isotopo. L'ossigeno-15, in quanto isotopo che emette positroni, creerebbe un ambiente che aiuterebbe ad accelerare il processo mediante il quale ogni nuovo isotopo alla fine rilascia un elettrone e converte il neutrone in un protone. L'idea alla base di questo è che la presenza di positroni (particelle subatomiche con carica positiva) eserciterà una pressione attrattiva sugli elettroni dell'atomo, accelerando così il processo della sua eliminazione dall'atomo, che ridurrebbe il tempo di dimezzamento dell'atomo e tempo di conversione nel diventare un nuovo atomo. Ipoteticamente sfruttando questo in un'esplosione criogenica che potrebbe compensare il massiccio rilascio di radiazioni di una bomba nucleare richiederebbe il contenimento dell'uranio-239 all'interno di un apparato di bombardamento di deuteroni di un gas azoto che crea ossigeno-15. Ciò creerebbe l'estrema reazione a catena di raffreddamento con l'uranio239 che diventa Nettunio, Nettunio che diventa Plutonio, Plutonio che diventa Americio...ecc. Un tale risultato sarebbe fare uso della filosofia del lato uno e del lato due della salute che si oppongono l'uno all'altro, ma su larga scala. Un'esplosione nucleare è posta come reazione del lato uno mentre un'esplosione criogenica è posta come reazione del lato due per compensarla

Un'altra possibilità per la difesa nucleare è l'isolamento e l'uso di Xenon-135, un prodotto del processo di fissione dell'uranio-235 che avviene nei reattori nucleari. Come assorbitore di neutroni che spesso raffredda i reattori nucleari assorbendo i neutroni in eccesso, l'uso di Xenon-135 nella tecnologia di difesa laser potrebbe avvelenare la reazione nucleare di qualsiasi missile atomico con cui entra in contatto. Attraverso la diffusione, il gas Xenon-135 potrebbe penetrare nel missile. Teoricamente a una temperatura e una pressione sufficientemente elevate, un raggio laser Xenon-135 a contatto con il bersaglio (come minimo, tenendo presente che i raggi laser ad alta potenza distruggono i missili) si diffonderebbe nei componenti esterni del bersaglio e infetterebbe gli elementi di fissione all'interno e quindi riducono le possibilità che si verifichi una corretta reazione di fissione nucleare quando il missile alla fine esplode.

Capitolo 3: Guerra sotterranea

Sulla base di questa tesi riguardante i 2 lati della salute, offro una spiegazione che spiegherebbe ulteriormente come ci deve essere un effetto opposto o compensatore a tutto. Esamineremo l'effetto opposto tra potenza aerea e potenza sotterranea. Nel corso della storia della guerra, le strutture sotterranee sono state utilizzate con grande successo contro le forze nemiche. Durante le invasioni arabe nel VII secolo, i monaci scoprirono di poter eludere con successo le forze arabe nascondendosi sottoterra. Durante la seconda guerra mondiale, i giapponesi furono efficaci nella costruzione di fortificazioni sotterranee contro la potenza aerea statunitense, così come i cinesi, che costruirono fortificazioni sotterranee contro la potenza aerea giapponese. . I vietnamiti durante la guerra del Vietnam sono stati forse il miglior esempio di quanto siano efficaci le fortificazioni sotterranee contro una forza aerea superiore. Molte delle maggiori potenze militari non hanno avuto una formidabile risposta per questo tipo di difesa, anche contro piccole sacche di militanti. L'attuale conflitto in Medio Oriente (dal 2002 al 2021 ad oggi) è segnato dalla continua sopravvivenza di questi gruppi militanti ribelli. Grandi potenze come la Russia e gli Stati Uniti hanno effettuato una serie di attacchi aerei contro di loro negli ultimi anni, ma solo con un successo sufficiente per indebolire la minaccia, non eliminarla del tutto. Israele ha affrontato numerosi problemi con le operazioni clandestine di Hamas, il gruppo militante che controlla la striscia di Gaza. Non solo per il contrabbando di risorse a Gaza, i tunnel usati da Hamas gli hanno permesso, a un certo punto, di tendere imboscate e rapire soldati israeliani in territorio israeliano. Hamas è anche in grado di nascondere i luoghi del fuoco balistico con l'uso dei tunnel, rendendo più difficile per Israele localizzarli e distruggerli. Questa metodologia clandestina è anche il modo in cui l'ISIS continua a lanciare imboscate contro i soldati del regime siriano, anche dopo anni di bombardamenti da parte di attacchi aerei statunitensi e russi. Le operazioni di Hamas e ISIS e la loro continua sopravvivenza in piccoli numeri sta ponendo le basi per un nuovo tipo di guerra: la guerra sotterranea. È ovvio che le potenze più grandi non hanno una vera risposta su come combattere efficacemente contro le forze sotterranee, oltre a piazzare esplosivi nei punti di ingresso o di uscita. Ciò, tuttavia, è in gran parte inefficace poiché molte strutture sotterranee hanno deviazioni che portano a più punti di entrata e uscita, rendendone la distruzione molto più complicata. Inoltre non aiuta il fatto che le sezioni che sono state demolite dagli esplosivi siano facilmente riparabili. Un altro problema che circonda l'aspetto cerca e distruggi della lotta contro questo sistema sotterraneo è che i soldati spesso non sono in grado di determinare se i tunnel sono o meno trappole esplosive.

Questo tipo di guerra è efficace da secoli; ciò che ISIS e Hamas stanno facendo è segnalarlo. In effetti, la maggior parte delle nazioni in Medio Oriente e in tutto il mondo hanno già queste strutture sotterranee in atto e saranno incoraggiate solo contro le nazioni più forti quanto più a lungo un piccolo numero di militanti - relativamente parlando - sarà in grado di sopravvivere semplicemente costruendo fortificazioni sotterranee. Israele e gli Stati Uniti stanno lavorando a una tecnologia che consentirà loro di rilevare tunnel sotterranei e, se avranno successo, potremmo vedere la fine del conflitto prolungato in Medio Oriente. In caso contrario, allora possiamo aspettarci che tutti perseguano l'autodeterminazione senza riguardo per la potenza aerea superiore di un altro paese. La tecnologia utilizzata per rilevare i tunnel sotterranei prevede l'uso di rilevatori sismici o gravitazionali. I rilevatori sismici sono in grado di misurare le vibrazioni mentre passano gli oggetti sotto la superficie della terra e, se in grado di trovare un'anomalia comune che identificherebbe l'esistenza di un tunnel, questi rilevatori potrebbero essere efficaci. Tuttavia, ci sarebbe ancora bisogno di informazioni che individuino l'area generale in cui potrebbe esistere un tunnel. I rilevatori di gravità come i gravimetri sono in grado di rilevare i cambiamenti nella forza gravitazionale terrestre in base alla densità sotto la superficie. La presenza di un vuoto nel sottosuolo ridurrebbe la forza gravitazionale e si presenterebbe quindi di conseguenza sul gravimetro. Un altro metodo consiste nel misurare la tensione di una corrente elettrica, che si muoverebbe a una tensione inferiore all'interno di un vuoto. Il radar a penetrazione del suolo (GPR) è un altro dispositivo utilizzato per rilevare i tunnel. GPR utilizza impulsi di energia a radiofrequenza per vedere sottoterra. Le distanze rilevate nel sottosuolo sono tuttavia limitate, poiché raggiungono un massimo di circa 50 piedi. I tunnel sono stati scavati da trafficanti di droga e militanti fino a 100 piedi sotto la superficie. L'uso di bunker buster (bombardieri aerei impiegati dagli USA contro l'ISIS) che possono penetrare centinaia di piedi sia di terra che di cemento, è ancora messo in discussione dalla possibile ampiezza dei tunnel. Alcuni tunnel hanno più deviazioni che consentono la fuga e la ricostruzione delle sezioni danneggiate. I trafficanti di droga presentano ora un rischio molto più elevato in termini di sicurezza nazionale, poiché un sistema di tunnel è un'arma sia difensiva che offensiva, indipendentemente dal suo utilizzo nelle attività di contrabbando di droga. L'arresto di due militanti Houthi al confine tra Stati Uniti e Messico nel 2021 solleva la questione della vulnerabilità, poiché si può ipotizzare che l'infiltrazione in America Latina da parte di militanti radicali metta gli Stati Uniti a rischio non solo dell'implicazione di droghe non rilevate che entrano nel paese, ma anche l'implicazione che circonda la probabilità di un attacco militante o di un'imboscata avviata da un tunnel sotterraneo proveniente dal Messico.

Le entrate del tunnel costruite da Hamas e ISIS sono larghe circa 1 metro e arrivano fino a 100 piedi sotto la superficie. I martelli pneumatici pneumatici sono spesso utilizzati per scavare le gallerie e gli operai percorrono circa 2-3 metri al giorno utilizzandoli. I militanti di solito impiegano lavoratori qualificati per svolgere il lavoro. Questi lavoratori normalmente hanno una certa conoscenza degli aspetti ingegneristici e geologici che vanno nella costruzione di un tunnel. I tunnel sono spesso scavati dall'interno di un rifugio domestico, che fornisce agli agenti più furtività. I militanti dell'ISIS che sono sfuggiti al fuoco nemico, spesso cercano rifugio nei villaggi vicini e pagano i residenti lì per aiutarli a costruire un tunnel.

Ci sono alcuni pericoli associati al processo di costruzione iniziale, come i crolli. È normale che i lavoratori muoiano durante la costruzione di un tunnel. I crolli di solito derivano dal non aver aspettato abbastanza a lungo, dopo un temporale torrenziale, per riprendere la costruzione del tunnel. Di conseguenza, l'erosione del suolo, che spesso compromette il paesaggio, mette i lavoratori sottoterra a rischio di rimanere intrappolati a causa del crollo. Le vittime hanno ironicamente permesso ad Hamas di improvvisare sul processo di costruzione sotterranea e di ottenerne una maggiore comprensione. Hamas è riuscita a sua volta a dotare il proprio sistema di tunnel di elettricità, muri e soffitto di cemento ed è in grado di condurre comunicazioni. Hamas è stato in grado di contrabbandare cemento a Gaza e lo ha usato per fortificare il proprio sistema di tunnel. L'ISIS, invece, ha un sistema meno articolato, ma ha imparato negli anni a sopravvivere agli attacchi aerei diretti nascondendosi sottoterra. È probabile che l'ISIS costruirà i propri tunnel in base alla vicinanza delle posizioni dei giacimenti di gas. Molte delle recenti imboscate dell'ISIS contro la Siria si sono verificate vicino ai giacimenti di petrolio e gas. Petrolio e gas sono entrambi elementi importanti della guerra, poiché consentono ai militanti di mantenere canali elettrici, logistici e di comunicazione.

Guardando ciò che abbiamo raccolto finora in termini di lato uno e lato due della salute, possiamo iniziare il processo di posizionamento della gravità stessa. Con elementi come il Sole, e l'ossigeno sul lato uno, e l'anidride carbonica sul lato due, possiamo tranquillamente collocare la gravità sul lato due. L'antigravità, allo stesso modo, andrebbe sul lato uno. Possiamo anche aggiungere potenza aerea, spinta, propulsione al lato 1 poiché questi sono concetti antigravitazionali. Questo aspetto discendente della gravità in relazione a un abietto verso la terra afferma la sua collocazione con l'anidride carbonica sul lato due poiché c'è più anidride carbonica nel sottosuolo che sopra il suolo. C'è anche meno ossigeno nel sottosuolo.

Quindi, se guardiamo all'aspetto opposto relativo a fuori terra e sotterraneo, vediamo che più si va in profondità sotto la superficie, più diventano inefficaci tutti i componenti sopra la superficie in relazione a qualsiasi influenza che potrebbe avere sui componenti sotterranei. Questo aspetto vale in entrambi i sensi. Per applicare analogamente l'idea che una componente del lato uno o del lato due possa eventualmente sopraffare e sopraffare le componenti del suo lato opposto, dobbiamo presumere che più dell'uno o dell'altro proporrebbe una minaccia al suo opposto. Una maggiore penetrazione nel terreno non minaccia necessariamente i componenti o la situazione fuori terra, o viceversa, una maggiore elevazione sopra la superficie non minaccia necessariamente i componenti sotterranei.

La più grande minaccia per qualsiasi struttura sotterranea è la pioggia battente. Nella maggior parte dei crolli del tunnel, la pioggia battente è spesso la causa principale. Geologicamente parlando, gli effetti della pioggia sono spesso scoraggiati da cose come cemento o pacciame che proteggono il terreno dagli effetti di forti piogge o vento. Nel crollo del tunnel, dopo che l'acqua piovana ha colpito il suolo, alla fine si infiltra nella roccia circostante il tunnel, indebolendolo attraverso l'erosione. L'acqua penetra nelle fessure e nelle giunture, provocando infine la rottura e la rottura delle rocce. Al momento si può presumere che le precipitazioni siano forse la più grande minaccia per i tunnel sotterranei. Questa di per sé è una forma di intelligence poiché è probabile che, a causa di ciò, i militanti non si riparino o costruiscano sottoterra durante i giorni di forti piogge. Possono anche, come un modo per improvvisare, iniziare a costruire percorsi di tunnel direttamente sotto percorsi di superficie formati con cemento, come strade cittadine. Ciò ridurrebbe l'effetto delle forti piogge sulla stabilità del tunnel. Tuttavia, la mancanza di terra coltivabile e la prevalenza di siccità prolungate nel Medio Oriente consentono ancora la costruzione ininterrotta di tunnel sostenibili. Questo ci permette di comprendere l'idea che le strutture sotterranee sarebbero più operative o popolate durante le stagioni di siccità rispetto alle stagioni di precipitazione. È probabile che i militanti in Medio Oriente abbiano già pianificato in anticipo i fattori climatici.

L'approccio a questo campo di conflitto dovrebbe essere applicato con una certa discriminazione poiché fattori come "per cosa vengono utilizzati i tunnel" devono essere presi in considerazione. Gli scopi di contrabbando non giustificherebbero un'operazione di ricerca e distruzione antiterrorismo poiché i civili sono spesso impiegati e in molti casi costretti a trasportare merci da e verso. Se i tunnel vengono utilizzati per entrambi, è ancora più difficile discriminare di conseguenza. Sono state presentate idee che propongono che i soldati si infiltrino a piedi nei tunnel veri e propri e conducano operazioni da lì. La sfida a questa idea è che i segnali sono spesso più deboli o disabilitati sotto la superficie, rendendo difficile mantenere buone comunicazioni. Un altro problema è la questione dei soldati che hanno l'ossigeno necessario per svolgere missioni sotterranee prolungate. Sotto la superficie, i livelli di ossigeno sono solitamente più bassi, il che mette a rischio i soldati e mette in pericolo la missione. C'è anche il potenziale di avvelenamento da monossido di carbonio se i soldati sono esposti a fumo pesante. La maschera antigas e altre apparecchiature per la conservazione dell'ossigeno sarebbero inefficaci nel proteggere il personale dall'accumulo di monossido di carbonio all'interno di uno spazio così chiuso. Idealmente essere in grado di rilevare e visualizzare i tunnel sul radar sopra la superficie rende una strategia di controtunnel più astuta poiché il personale avrebbe meno bisogno di entrare nella fortificazione sotterranea. Possono semplicemente aspettare che gli agenti escano dalla struttura sotterranea prima di affrontare la situazione. Questo rende più facile discriminare esattamente chi entra e chi esce dai tunnel.

Mentre il tunnel transfrontaliero jihadista è un problema per la sicurezza nazionale di Israele, è ancora al di sotto della raffica di razzi che Israele deve affrontare dai militanti a Gaza. Mentre l'Iron Dome è sempre più efficace nel contrastare i razzi nemici, Israele deve ancora affrontare la possibilità di vittime civili e anche le implicazioni geopolitiche della difesa. L'Iron Dome presenta un enigma da una prospettiva geopolitica. Hamas sa che il lancio di razzi contro i civili, con quei razzi intercettati dalla difesa dell'Iron Dome, offre maggiori giustificazioni in seguito nel caso in cui Israele si vendichi e uccida inavvertitamente civili palestinesi nel processo. Il successo dell'Iron Dome fa spesso sì che la comunità internazionale ignori il fatto che i militanti di Gaza stanno lanciando contro i civili quei razzi eventualmente intercettati. In questo caso, Israele dovrebbe ottenere il merito di non aver permesso ai razzi nemici di uccidere civili israeliani, negando così una prospettiva che consentirebbe opportunamente a Israele di ottenere più sostegno internazionale nella difesa contro i militanti a Gaza. I militanti di Gaza sono saggi nel riconoscere la necessità della simpatia internazionale e la loro calcolata strategia ha prodotto gli aiuti necessari per costruire le loro riserve e il sostegno internazionale necessario per giustificare i loro attacchi missilistici contro i civili israeliani. Gli aspetti geopolitici stanno andando nella direzione di Israele che deve sospendere qualsiasi escursione nel territorio di Gaza, mentre allo stesso tempo ha l'onere di difendersi dagli attacchi missilistici, con quegli attacchi terroristici che non hanno alcuna implicazione sulla prospettiva internazionale dell'aggressione militante contro Israele . Secondo questo paradigma, il vero terrorismo è quando i terroristi hanno successo. Quando vengono contrastati, il tentato terrorismo non ha alcuna relazione con l'autore. Questo fattore esercita una maggiore pressione sull'applicazione della precisione e sulla tecnologia necessaria per applicarla, dal momento che Israele non cercherà giustificazioni permettendo che gli israeliani vengano uccisi dal lancio di razzi. Consentire attacchi contro il proprio territorio e contro i civili è stata una tattica comunemente usata dalle forze armate nel corso della storia.

La capacità di mappare su radar l'ubicazione di tutte le strutture sotterranee all'interno di una data area è lo scenario ideale per quanto riguarda le nuove tecnologie. Ciò consentirebbe al personale di discriminare in modo ottimale chi entra ed esce dalle strutture. Consentirebbe inoltre loro di pianificare in anticipo un approccio efficace per neutralizzare eventuali pericoli che circondano l'intento operativo all'interno dei tunnel. Questo aspetto neutralizzante può servire come approccio più ideale poiché l'esistenza dei tunnel può essere una risorsa in futuro e semplicemente tenere sotto osservazione i tunnel, invece di distruggerli, può fornire un'ulteriore misura di difesa in un evento sfavorevole. I tunnel possono anche essere fortificati e sostenuti per un uso successivo o come studio geologico, risparmiando tempo e denaro.

Le suddette strutture superficiali forniscono una certa protezione ai tunnel sotterranei. Calcestruzzo e asfalto riducono gli effetti delle forti piogge sul suolo ed evitano la possibilità di erosione della roccia sotto la superficie, che normalmente è un fattore che causa il collasso di molte strutture sotterranee. Questo rende concreta la prima area di interesse per localizzare l'esistenza di un tunnel sotterraneo. Se i lavoratori temono gli effetti delle precipitazioni, è probabile che abbiano improvvisato tracciando tunnel per seguire un allineamento con il calcestruzzo di superficie soprastante. In caso contrario, avrebbero improvvisato per costruire o abitare tunnel solo durante le stagioni secche e ridurre le operazioni lì durante le stagioni umide. I militanti di Gaza fortificano i loro tunnel con un ambiente in cemento, tuttavia a causa dello scorrimento (che accade al cemento sotto carico sostenuto), il cemento può facilmente crollare sottoterra. Il terreno pesante e l'infiltrazione della pioggia nelle rocce sotterranee provocano la rottura delle rocce, perdendo la loro capacità di sostenere il terreno circostante. Il terreno umido più pesante esercita quindi una maggiore pressione sui tunnel sotterranei, provocandone infine il collasso.

Rispetto ad altri luoghi, il Medio Oriente presenta meno rischi di crollo del tunnel, a causa della prevalenza della siccità. I tunnel sotterranei sarebbero molto più pericolosi nei climi tropicali dove piove regolarmente, rendendo molto più imperativa la costruzione di tunnel sotterranei allineati al calcestruzzo fuori terra. Una buona possibilità per le aree urbane sarebbe l'uso di aste che penetrano in profondità nel terreno a diversi intervalli in una città attraverso superfici in cemento o asfalto, consentendo un possibile rilevamento nel caso in cui gli scavatori prendano in considerazione la posizione delle superfici in cemento mentre costruiscono un tunnel. Le strade asfaltate nelle aree urbane forniscono un aspetto di sicurezza per i tunneler e un rischio per la sicurezza delle città, se i militanti applicano questo tipo di guerra.

Facendo riferimento ai lati 1 e 2 della salute in relazione alla potenza aerea e alle fortificazioni dei tunnel, possiamo rimuginare sugli aspetti di propulsione e spinta antigravità del lato 1 come diretti antagonisti della costruzione sotterranea pro-gravità sul lato 2. Nella propulsione e spinta, la pressione viene applicata alla superficie prima che rompa la forza di gravità. Questa pressione può essere applicata al lato 2 poiché va con la forza gravitazionale. I postumi di ciò dovrebbero definire la spinta e la propulsione sul lato 1 poiché la gravità è in contrasto con la portanza. Vediamo nei crolli del tunnel come la pressione del terreno pesante e umido e il degrado della roccia circostante abbiano un effetto primario. È analogo a come i sintomi derivanti dai componenti del lato 2 peggiorano con l'aggiunta di un altro componente del lato 2, o viceversa, i sintomi associati al lato 1 peggiorano con l'aggiunta di altri componenti sul lato 1. Vediamo in questo caso, che la distruzione contro il componente interrato si intende l'applicazione di un componente simile scatenando un effetto tossico. Tuttavia, il vuoto in un tunnel può essere applicato al lato uno poiché contiene aria e la pressione gravitazionale che lo circonda, come componente del lato 2, può fungere da diretto antagonista. Se allineiamo la nostra lista dovrebbe assomigliare a questo.

<table>
<tr><td>Salute lato 1</td><td>Impianto sotterraneo</td></tr>
<tr><td>Potenza aerea</td><td>Pressione verso il basso della</td></tr>
<tr><td>Effetto ascendente della propulsione</td><td>propulsione</td></tr>
<tr><td>Spinta</td><td>Pressione di spinta verso il basso</td></tr>
<tr><td>Anti gravità</td><td>gravità</td></tr>
<tr><td>volare</td><td>scavo</td></tr>
<tr><td>vuoto in un tunnel</td><td>suolo circostante</td></tr>
<tr><td>Salute lato 2</td><td></td></tr>
</table>

Si può dedurre che scavare un tunnel sotto la superficie terrestre è in realtà l'applicazione di una componente lato 1 contro lato 2, poiché il vuoto creato porta ossigeno dall'alto della superficie. La stessa costruzione del tunnel diventa il risultato di un'azione contro le forze gravitazionali, soprattutto se scavata orizzontalmente. Ciò richiederebbe che alcune parti del processo di scavo si trovino sul lato 1. Maggiore è il vuoto, più contribuisce alla componente del lato 1 dell'ossigeno sopra la superficie. Di conseguenza, l'effetto gravitazionale del terreno cavo è molto inferiore a quello del terreno molto denso. La densità della Terra si oppone alle intenzioni antigravitazionali. La posizione di qualcuno in un vuoto sotterraneo è in una posizione di antagonismo rispetto alla gravità stessa, motivo per cui quando il suolo diventa più denso, il carico sul tunnel sotterraneo aumenta, mettendolo a rischio. Con questo, possiamo collocare il vuoto all'interno di un tunnel sul lato 1 e il terreno circostante sul lato 2. L'antagonismo alla potenza aerea non è il tunnel, ma è il suolo sotterraneo che circonda il tunnel. Possiamo quindi presumere che un oggetto aereo dovrebbe fare i conti con un grado maggiore di attrazione gravitazionale quando posizionato sopra una parte più densa della terra. Ci sono molti miti e leggende che parlano di velivoli che scompaiono durante la navigazione in determinati luoghi della terra. Anche a questo proposito, si può ipotizzare che il velivolo possa aver incontrato un terreno estremamente denso o, sotto un altro aspetto, un terreno estremamente cavo che potrebbe aver spinto il velivolo nello spazio. Naturalmente, quell'esempio è solo una congettura su uno scenario estremo.

L'implicazione della ricerca e distruzione, senza la dovuta discriminazione, potrebbe compromettere qualsiasi vantaggio in termini di sicurezza. La proposta di ricerca, ingresso e neutralizzazione diventa un approccio molto plausibile quando si prendono in considerazione le questioni geopolitiche. L'importanza della discriminazione in questo tipo di guerra non può essere sottovalutata. In effetti, l'uso spesso indiscriminato di droni da parte degli Stati Uniti in luoghi come l'Africa e il Medio Oriente ha dato origine ad aggressioni militanti e ha favorito l'urgenza internazionale di tattiche eque e maggiore precisione. Poiché la maggior parte della costruzione di tunnel viene avviata dall'interno di un edificio per evitare il rilevamento, l'apparato di sicurezza in atto può iniziare a fare sforzi per installare sensori sismici, che rilevano la vibrazione del suolo della terra. Questi possono essere installati in vari luoghi non diversi dal modo in cui i semafori sono installati nelle aree urbane. Questo funziona sia a livello estero che nazionale. L'effetto delle vibrazioni della perforazione può essere rilevato da un sensore nelle vicinanze, avvisando le autorità della possibile costruzione di tunnel nell'area. Questo approccio tenta di localizzare il processo iniziale di costruzione del tunnel, che può essere più fattibile rispetto al tentativo di localizzare tunnel già costruiti. Poiché i martelli pneumatici vengono normalmente utilizzati per costruirli, rilevare le successive vibrazioni del terreno mentre si affina l'effettivo sito di perforazione è facilmente ottenibile con la tecnologia odierna. Senza questo aspetto inserito in un tale programma, rimarrebbe un enorme vuoto se la tecnologia tentasse di rischiare tempo e denaro in innovazioni che potrebbero richiedere del tempo per svilupparsi. Il tempo aggiunto lì fornirebbe l'opportunità di costruire più fortificazioni sotterranee, una prospettiva sfavorevole dal punto di vista della sicurezza nazionale. Concentrarsi innanzitutto sul rilevamento delle vibrazioni del terreno dal processo di perforazione iniziale può impedire la proliferazione di reti sotterranee. C'è un aspetto di contenimento in questa strategia che dovrebbe essere considerato, anche se i militanti potrebbero semplicemente aggirarlo costruendo tunnel dall'interno di un tunnel. Questa argomentazione è supportata dal fatto che l'esistenza dei tunnel al presente non ha ancora raggiunto un punto critico. L'apparato di sicurezza ha abbastanza tempo per iniziare il processo di prevenzione, in contrasto con l'eliminazione delle strutture di tunnel esistenti. L'idea è che impiegare l'uso di sensori sismici in vari punti per rilevare le vibrazioni del terreno dai fori di perforazione sia molto più semplice che cercare di sviluppare una tecnologia che rileverebbe e localizzerebbe tunnel già operativi. Mentre le barriere acustiche potrebbero teoricamente ridurre l'effetto acustico della perforazione, non possono scoraggiare l'aspetto vibratorio che ne deriverebbe. Si deve presumere che il segnale di vibrazione del suolo rilevato dall'uso di martelli pneumatici possa essere visualizzato su un dispositivo situato entro una certa distanza. L'installazione di questo tipo di tecnologia richiede di pensare in anticipo insieme all'applicazione prima del fatto.

Una tecnologia che potrebbe aiutare a rilevare i tunnel operativi sarebbero i sensori acustici, supponendo che il tunnel sia pienamente operativo senza più perforazioni applicate al suo sviluppo. I passi sarebbero l'unico rumore che potrebbe rivelare la sua posizione. Tuttavia, affinché ciò possa essere sviluppato, si dovrebbe intraprendere la propria costruzione del tunnel e sviluppare algoritmi che tengano conto dei rumori di calpestio a varie profondità sotto la superficie insieme alla sua posizione rispetto al sensore. Il progetto comporterebbe la realizzazione di più gallerie a varie profondità con i sensori posti a varie profondità e distanze dalle piste. Ogni sensore rileverebbe il rumore del passo ad ogni profondità e distanza. È quindi possibile sviluppare algoritmi che identifichino il rumore da calpestio e tengano conto di conseguenza della distanza/posizione dal sensore. Ciò aiuterebbe nell'aspetto della discriminazione del rumore di un rilevamento accurato e consentirebbe di individuare l'esatta posizione del tunnel. Dovrebbe essere formulata una metrica della distanza per l'applicazione in tempo reale. Se vengono allertati più sensori, l'algoritmo o la metrica della distanza dovrebbe consentire di tracciare il percorso del tunnel.

Mentre ci sono sfide nell'uso di sensori acustici per rilevare il rumore di calpestio tra altri rumori all'interno di un determinato ambiente, l'uso di sensori acustici sotterranei renderebbe più facile il processo di discriminazione, presumendo che ci sia meno rumore di fondo nel sottosuolo.

È possibile che questa tecnologia possa essere utilizzata insieme ai sensori sismici.

La violazione da parte del personale di una struttura del tunnel pone notevoli rischi per la salute. Uno è la possibilità di collasso del tunnel sotto carico sostenuto. Mitigare le possibilità di trovarsi nel tunnel durante un crollo verrebbe dal tenere d'occhio fattori climatici come le precipitazioni, che è una causa primaria dei crolli del tunnel. Stabilire un punto per evitare l'escursione del tunnel durante i periodi di forti piogge aumenta la probabilità di sopravvivenza e riduce il rischio di crollo mentre si è presenti nel tunnel. Un altro problema è la possibilità di avvelenamento da monossido di carbonio in caso di incendio nel tunnel. Le mascherine protettive non proteggono dal fumo. L'inalazione di vapori di etanolo potrebbe fornire una certa protezione contro l'esposizione al monossido di carbonio. In uno studio sui ratti, è stato riscontrato che l'intossicazione da etanolo ha un effetto protettivo contro l'avvelenamento da monossido di carbonio. Questa idea può essere applicata sottoterra se l'etanolo, che è un agente infiammabile, è sigillato in modo sicuro lontano da qualsiasi contatto con il fuoco. Si consiglia di conservare i materiali infiammabili in aree con forte ventilazione. Le strutture sotterranee, tuttavia, di solito mancano in questo senso. L'unica soluzione è che gli agenti entrino nei tunnel sotterranei con alcol nel loro sistema. Lo svantaggio di ciò è che l'alcol contribuirebbe a ridurre i tempi di giudizio e di reazione in caso di grave emergenza. Questo non è lo stato ideale per chiunque si trovi durante una missione rischiosa, ma è l'unico modo per utilizzare in sicurezza l'effetto protettivo dell'alcol contro il monossido di carbonio che si deposita in uno spazio chiuso scarsamente ventilato. Ciò offre anche l'idea che potrebbe essere necessario un compromesso: rinunciare a un po 'di tempo di reazione e giudizio in cambio di un tempo prolungato nei tunnel. Certamente durante il processo di rottura, i vapori di etanolo potrebbero essere applicati agli apparecchi respiratori. L'importanza di una soluzione alternativa è mediata dal fatto che il personale sarebbe in grado di rimanere sottoterra molto più a lungo. Se torniamo al lato 1 e 2 della salute, vediamo già che l'ossigeno e l'alcol sono posti sullo stesso lato, affermando l'alcol come sostenitore dell'ossigeno e antagonista contro gli elementi anti-ossigeno. Quindi ha senso il motivo per cui l'etanolo, che è l'ingrediente principale dell'alcol, fornirebbe protezione contro l'avvelenamento da monossido di carbonio. Di conseguenza, potrebbero esserci altri fattori sul lato 1 che potrebbero proteggere una persona in ambienti a basso contenuto di ossigeno.

Un'altra sfida per le operazioni sotterranee è l'adeguatezza delle apparecchiature di comunicazione. I segnali vengono spesso persi in luoghi molto profondi sotto la superficie della terra. Spessi strati di terra incorporati tra il tunnel e la superficie sono il principale fattore di blocco del segnale. I segnali radio fanno fatica a penetrare in quegli spessi strati che ostacolano le necessarie comunicazioni. Negli ambienti urbani, i segnali radio incontrano ostruzioni simili nelle aree in cui il ricevitore è posizionato dietro o al di sopra di spessi o multipli strati di cemento. Nei grattacieli devono essere installati ripetitori radio affinché le comunicazioni raggiungano il personale che si trova sulle piattaforme più alte. Il potenziamento del segnale è un elemento chiave nelle comunicazioni in galleria, tuttavia il personale potrebbe incontrare strutture sotterranee dove questi potenziatori del segnale non saranno disponibili.

Il suono viaggia attraverso l'aria, l'acqua e molte strutture solide. Quando una persona parla in un walkie-talkie, quel suono viene convertito in onde radio o segnale e trasmesso con l'antenna. Un walkie-talkie che utilizza lo stesso canale può ricevere quella trasmissione con la propria antenna e decodificare il suono dal segnale. In situazioni sotterranee, il segnale trasmesso è spesso bloccato dalla spessa barriera di terra tra il tunnel e la superficie. Una soluzione creativa sarebbe trovare un modo per convertire il suono in bassi o vibrazioni prima che venga convertito in un segnale radio e trasmesso tramite antenna. L'ipotesi qui è che il potere di penetrazione del segnale sia direttamente correlato al potere di penetrazione del suono. Un esempio potrebbe essere il modo in cui il basso della musica o della voce può ancora essere sentito dietro una spessa barriera, anche quando il suono della voce o della musica non può più essere sentito. Dovrebbe esserci una correlazione in cui, poiché la parte del segnale del suono convertito trasmessa non può essere rilevata dal ricevitore, la parte dei bassi convertiti potrebbe. Così come esiste un punto in cui il suono non può essere udito oltre un certo spessore di una barriera, corrispondentemente deve esistere un punto in cui il segnale radio non può essere ricevuto oltre un certo spessore di una barriera. Quando il basso viene applicato al suono, il suono stesso è decifrabile oltre la barriera di blocco del suono attraverso la vibrazione causata dal basso. Si può presumere che questa vibrazione dei bassi convertita in segnale radio consentirebbe una trasmissione che permetterebbe al ricevitore di captare il segnale della vibrazione dei bassi oltre il limite del segnale di un normale suono vocale, proprio come il basso stesso consentiva il suono da decifrare oltre il limite di dove il suono potrebbe penetrare.

Un certo numero di persone ha riportato risultati positivi utilizzando antenne piatte nel loro seminterrato, un'area negli edifici in cui la ricezione è un problema per un certo numero di dispositivi. Sulla base di queste informazioni, si può presumere che il montaggio di antenne sempre più sottili sui dispositivi di comunicazione potrebbe avere un effetto positivo sulla rilevazione del segnale dai tunnel sotterranei.

Il montaggio di antenne su un tubo in PVC è un metodo tipico utilizzato per aumentare la ricezione del segnale. L'incorporazione di questi fattori nei dispositivi di comunicazione del tunnel potrebbe fornire alcuni progressi verso eventuali scoperte.

Al giorno d'oggi, il Medio Oriente è forse il più grande esempio di quanto siano efficaci i tunnel contro le difese urbane. A partire dalla fine del 2013, l'ISIS è stato in grado di assediare e occupare vaste aree di territorio in Iraq e Siria prima dell'eventuale intervento statunitense in Iraq nel 2014 e dell'intervento russo in Siria nel 2015. Anche dopo numerosi bombardamenti aerei da parte delle forze aeree statunitensi e russe in Iraq e la Siria rispettivamente, l'ISIS è ancora riuscito a sopravvivere con l'uso dei tunnel, lanciando persino imboscate riuscite contro le forze del regime siriano, nonostante il loro numero in diminuzione, prolungando così il conflitto e determinando l'urgenza di una maggiore disciplina sul campo di battaglia. Molte delle forze armate di tutto il mondo hanno riconosciuto la minaccia e hanno iniziato a fare concessioni per affrontare il problema. Israele deve affrontare la più grande sfida di affrontare la minaccia di operazioni clandestine da parte delle forze nemiche. Hezbollah e Hamas hanno entrambi utilizzato la guerra nei tunnel e in numerosi frangenti si sono infiltrati con successo nel territorio israeliano. Israele ha rafforzato la propria difesa in risposta e ha utilizzato la tecnologia nel corso degli anni per individuare una serie di tunnel transfrontalieri. I pericoli di rapimenti, posizionamento di esplosivi, presa di ostaggi e assedi a tutto campo sono posti dall'uso efficace dei tunnel sotterranei. In Occidente sono state costruite molte strutture sotterranee, ma soprattutto per il traffico di droga e l'immigrazione. C'è almeno un caso in cui è stato costruito un tunnel per una rapina in banca, che è finito per fallire a causa del crollo a causa delle forti piogge. Parti del tunnel probabilmente allineate con terreno superficiale costituito da terra battuta. Quando pioveva, l'acqua penetrava nel terreno ed erodeva la roccia circostante la galleria, provocandone il crollo. È probabile che in futuro verranno costruiti tunnel di attacco per allinearsi con le aree di superficie in cemento per ridurre il rischio di crolli dovuti a forti piogge.

La questione delle forti precipitazioni porta alla luce l'importanza di conoscere il terreno superficiale al di sopra della struttura del tunnel. Il terreno superficiale ricoperto di cemento o pacciame presenta un rischio minore di compromettere la stabilità del tunnel sotterraneo rispetto al terreno superficiale costituito da terra o terra normale. Il cemento e il pacciame limitano il livello dell'acqua che può penetrare nel terreno e nella roccia circostante il tunnel. Se sovraesposte all'acqua, le rocce possono rompersi e causare il collasso del tunnel.

Possiamo solo presumere che molti tunnel di attacco non saranno stabilizzati con chiodi da roccia, il che riduce il rischio di crolli del tunnel. I bulloni da roccia sono semplicemente lunghi bulloni di ancoraggio che vengono perforati nel soffitto di un tunnel per rafforzare la stabilità e prevenire il collasso dovuto al carico sostenuto.

La tecnologia che consentirebbe al personale sotterraneo di rilevare il tipo di terreno di superficie allineato direttamente sopra la posizione del tunnel potrebbe aiutare con i protocolli di sicurezza relativi alle aree instabili della struttura del tunnel. Ipotizziamo che le aree del tunnel allineate con il suolo o il terreno sterrato sarebbero aree in cui vi è un alto rischio di collasso. Le aree del tunnel allineate con la superficie del terreno ricoperta di cemento o asfalto sarebbero meno a rischio di collasso.

Le aree di interesse dovrebbero essere ristrette alle regioni in cui le precipitazioni sono minime, poiché meno precipitazioni sono correlate a un minor rischio di crollo del tunnel. La mancanza di conoscenza su questo fattore potrebbe mettere in pericolo coloro che intraprendono progetti di tunnel in aree più tropicali se non hanno improvvisato e tenuto conto dell'importanza dell'allineamento del tunnel con il terreno di superficie coperto di cemento nella stabilità del tunnel. Tuttavia, è importante notare che il cemento si erode, ma molto lentamente. Possono essere necessarie centinaia o migliaia di anni di esposizione alla pioggia prima che inizi a mostrare segni di usura. Questa potrebbe essere una delle ragioni per cui Hamas usa il cemento per i suoi tunnel sotterranei. Tuttavia, c'è ancora una possibilità di collasso se l'erosione della roccia circostante all'esterno del tunnel di cemento sotterraneo aumenta il carico complessivo sul cemento stesso. L'aumento del carico sostenuto aumenta la quantità di scorrimento e compromette la stabilità complessiva del tunnel.

Coloro che cercano di imitare il Medio Oriente o il confine messicano in termini di costruzione di strutture sotterranee devono tenere conto del fatto che la mancanza di precipitazioni in quelle aree è una risorsa importante per la costruzione del tunnel. Intraprendere un'impresa del genere nelle aree tropicali richiederà più rischi, tempo, attrezzature, conoscenza e pazienza.

L'idea più ottimale per quanto riguarda il tracciamento dei tunnel sarebbe se possano essere individuati dalle immagini satellitari o dal radar sopra la superficie. È stato detto in precedenza che il più grande nemico naturale contro i tunnel sotterranei è la pioggia battente. Dopo la ricerca, risulta che il più grande espostore naturale di tunnel sotterranei sono le doline. Se esiste un modo per la sorveglianza di individuare la presenza di sinkhole sul suo apparato di visualizzazione, potrebbe portare all'intelligence sulla posizione di un tunnel. Le doline hanno esposto l'ubicazione di numerosi scavi sotterranei. La tecnologia utilizzata dalla NASA per prevedere in anticipo le doline potrebbe essere correlata alla tecnologia utilizzata per individuare i tunnel dai sistemi radar. Nel 2014, la NASA ha utilizzato una tecnologia che fa rimbalzare i segnali da terra e misura le differenze nella fase delle onde che ritornano al satellite. La deformità della superficie dello strato di terra si è spostata orizzontalmente verso il punto in cui alla fine si è formata la dolina. Di conseguenza, le deformazioni orizzontali della superficie diventano un indicatore chiave della formazione di doline, consentendo la possibilità di rilevare a distanza le gallerie.

Bibliografia

Leucocitosi: basi della valutazione clinica di NEIL ABRAMSON, MD, e BECKY MELTON, MD, Baptist Regional Cancer Institute, Jacksonville, Florida Am Fam Physician. 2000 Nov 1;62(9):2053-2060.

Istituto Gulbenkian de Ciencia. "Mistero risolto: come l'emoglobina falce protegge dalla malaria". ScienceDaily. ScienceDaily, 29 aprile 2011. <www.sciencedaily.com/releases/2011/04/110428123931.htm

Gatto I, Biagioni E, Coloretti I, et al. Riattivazione del sangue del citomegalovirus nei pazienti critici COVID-19: fattori di rischio e impatto sulla mortalità. Terapia Intensiva Med. 2022;48(6):706-713. doi:10.1007/s00134-022-06716-e

Mehdi Nouraie, Sergei Nekhai, Victor R Gordeuk. L'anemia falciforme è associata a una diminuzione dell'HIV ma a comorbidità HBV e HCV più elevate nei registri delle dimissioni ospedaliere statunitensi: uno studio trasversale. Infezioni trasmesse sessualmente. 2012; 88: 528-533.

Fonte: https://sahlgrenska.gu.se/english/research/news-events/news-article// antioxidants-in-the-diet-can-worsen-cancer. cid1201629

Fonte: Wu QJ, Xiang YB, Yang G, Li HL, Lan Q, Gao YT, et al. Assunzione di vitamina E e rischio di cancro ai polmoni tra le donne non fumatrici: un rapporto dello Shanghai Women's Health Study. Int J Cancro. 2015;136:610-7. https://doi.org/10.1002/ijc.29016.

Fonte: aumento del rischio di leucemia tra i pazienti affetti da anemia falciforme in California Ann Brunson, Theresa HM Keegan, Heejung Bang, Anjlee Mahajan, Susan Paulukonis, Ted Wun Blood. 28 settembre 2017; 130(13): 1597-1599. Prepubblicato online il 22 agosto 2017. doi: 10.1182/blood-2017-05-783233 PMCID: PMC5620417.

Fonte: Rischio di singole neoplasie maligne in pazienti con anemia falciforme: studio di linkage nazionale inglese. Seminog 00, Ogunlaja OI, Yeates D, Goldacre MJ JR Soc Med. 2016 agosto; 109(8):3039.

Fonte: Ecole Polytechnique Federale de Lausanne. "Trattare il cancro al colon con la vitamina A." ScienceDaily. ScienceDaily, 14 dicembre 2015. <www.sciencedaily.com/releases/2015/12/151214130400.htm>.

Lacy ME, Wellenius GA, Sumner AE, et al. Associazione del tratto falciforme con la birra di emoglobina negli afroamericani. GIAMA. 2017;317(5):507-515. doi:10.1001/jama.2016.21035

Associazione internazionale per lo studio del cancro del polmone. "I malati di cancro ai polmoni con diabete mostrano una sopravvivenza prolungata". ScienceDaily. ScienceDaily, 18 ottobre 2011. <www.sciencedaily.com/releases/2011/10/111017092235.htm>.

" -https://www.ascopost.com/News/59006.

Ullah H, Akhtar M, Hussain F.. Journal of Tumor 2015; 4(1): 354-358 Disponibile da: URL: http://www.ghrnet.org/index.php/jt/article/view/1340.

https://bmccardiovascdisord.biomedcentral.com/articles/10.11.86/s12872-015-0047-8

Gabrielli M, Franza L, Bungaro MC, Cunzo TD, Esperide A, et al. (2020) Sanguinamento duodenale in un paziente con sindrome da distress respiratorio acuto correlato a Covid-19. Arch Gerontol Geriatr Res 5(1): 036-039. DOI: 10.17352/aggr.000024

Sanku K, Siddiqui A, Paolo V, et al. (15 marzo 2021) Un caso insolito di sanguinamento gastrointestinale in un paziente con COVID-19. Cureo 13(3): e13901. doi:10.7759/cureus.13901

Chen T, Yang Q, Duan H. Un paziente con grave malattia da coronavirus del 2019 con fattori predisponenti ad alto rischio è morto per una massiccia emorragia gastrointestinale: un caso clinico. BMC Gastroenterolo. 2020;20(1):318. Pubblicato il 29 settembre 2020 doi:10.1186/s12876-020-01458-x

Fonte: Università di Harvard. "Un semplice test prevede il rischio di infarto: i globuli bianchi suonano un nuovo allarme". ScienceDaily. ScienceDaily, 25 marzo 2005. <www.sciencedaily.com/releases/2005/03/050323134019.htm>.

Baden, MY, Imagawa, A., Iwahashi, H. et al. Fattori di rischio per morte improvvisa e arresto cardiaco all'inizio del diabete mellito di tipo 1 fulminante. Diabetol Int 7, 281–288 (2016). https://doi.org/10.1007/s13340-015-0247-6

Fonte: Judith A. Whitworth, Relazione tra conta dei globuli bianchi e ipertensione incidente, American Journal of Hypertension, volume 17,

numero 9, settembre 2004, pagina 861,
https://doi.org/10.1016/j.amjhyper.2004.05. 021.

Zhang T, Jiang Y, Zhang S, et al. L'associazione tra omocisteina e sottotipi di
ictus ischemico in cinese: una meta-analisi. Medicina (Baltimora).
2020;99(12):e19467. doi:10.1097/MD.0000000000019467

Rongioletti M, Baldassini M, Papa F, Capoluongo E, Rocca B, Cristofaro RD,
Salvati G, Larciprete G, Stroppolo A, Angelucci PA, Cirese E, Ameglio F.
L'omocisteinemia è inversamente correlata con la conta piastrinica e
direttamente correlata con sE- e Livelli di sp-selectina nelle femmine
omozigoti per la metilenetetraidrofolato reduttasi C677T. Piastrine. 2005
maggio-giugno;16(3-4):185-90. doi: 10.1080/09537100400020187. PMID: 16011963.

L'omocisteina totale elevata è associata ad una maggiore attivazione
piastrinica nel sito della lesione microvascolare: effetti della
somministrazione di acido folico A. UNDAS, E. STĘPIEŃ, D. PLICNER, L.
ZIELINSKI, W. TRACZ
Prima pubblicazione: 26 febbraio 2007 https://doi.org/10.1111/j.1538-
7836.2007.02459.x

La carenza di vitamina B12 e/o di folati è una causa di macrotrombocitopenia
Anupama Jaggia e Adrian Northern

Seyoum M, Enawgaw B, Melku M. Piastrine e virus del sangue umano:
meccanismo di difesa e ruolo nella rimozione dei patogeni virali. Thromb J.
2018;16:16. Pubblicato il 17 luglio 2018 doi:10.1186/s12959-018-0170-8

Associazione del consumo di alcol con la conta dei globuli bianchi: uno studio
sugli impiegati maschi giapponesi N. Nakanishi, H. Yoshida, M. Okamoto, Y.
Matsuo, K. Suzuki, K. Tatara
https://doi.org/10.1046/j.1365-2796.2003.01112.x

(Effetto dell'integrazione di caffeina sulle variabili ematologiche e
biochimiche nei calciatori d'élite in condizioni di stress fisico Adriana
Bassini-Cameron, Eric Sweet, Altamiro Bottino, Christina Bittar, Carlos Veiga e
Luiz-Claudio Cameron doi:10.1136/bjsm.2007.035147).

Stato iperdopaminergico nell'alcolismo Natalie Hirth, Marcus W. Meinhardt,
Hamid R. Noori, Humberto Salgado, Oswaldo Torres Ramirez, Stefanie Uhrig,
Laura Broccoli, Valentina Vengeliene, Martin Roßmanith, Stephanie Perreau-
Lenz, Georg Kohr, Wolfgang H. Sommer, Rainer Spanagel, Anita C. Hansson

Atti della National Academy of Sciences Feb 2016, 201506012; DOI: 10.1073/pnas.1506012113.

Fonte: Bere un po' di whisky potrebbe effettivamente aiutare ad alleviare i sintomi del raffreddore - di Kate Bratskier di HuffPost.

Fonte: Riferimento medico WebMD Rivisto da James Beckerman, MD, FACC il 10 ottobre 2017.

Esempio: Consumo abituale di caffè e pressione arteriosa: una prospettiva epidemiologica. Geleijnse JM1. PMID:19183744 PMCID:PMC2605331 DOI: 10.2147/vhrm.s3055.

La caffeina da tè e caffè abbassa la pressione sanguigna: i ricercatori dicono che 4 tazze al giorno fanno l'atto di Samantha Olsen di www.medicaldaily.com.
"Sindrome metabolica indotta dal trattamento antitumorale nei sopravvissuti al cancro infantile" Hee Won Chueh, MD, PhD Jae Ho Yoo, MD, PhD Ann Pediatr Endocrinol Metab. 2017 giugno; 22(2): 82-89.

LDL-C non causa malattie cardiovascolari: una rassegna completa della letteratura attuale S Mccully, Harumi Okuyama ORCID Icon, Paul J Rosch, Tore Schersten, Sherif Sultan e Ralf Sundberg Pubblicato online: 11 ottobre 2018.

Collegio americano di cardiologia. "Il colesterolo LDL basso è correlato al rischio di cancro". ScienceDaily. ScienceDaily, 26 marzo 2012. <www.sciencedaily.com/releases/2012/03/120326113713.htm>.

Setor K Kunutsor, Samuel Seidu, Kamlesh Khunti. Statine e prevenzione primaria del tromboembolismo venoso: una revisione sistematica e una meta-analisi. The Lancet Ematologia, 2017; DOI: 10.1016/S2352-3026(16)30184-3.

https://www.henryford.com/news/2020/07/hydro-treatment-study

https://www.webmd.com/lung/news/20200827/blood-thinnersmay-increase-covid-survival-rates

https://www.fiercebiotech.com/research/how-covid-19-could-be-crippled-by-age-old-blood-thinner

https://www.reuters.com/article/us-health-coronavirus-remdesivir/gileadfda-could-expand-remdesivir-use-despite-mixed-dataidUSKBN25H2CT

Nagy IZ, Lustyik G, Nagy VZ, Zarándi B, Bertoni-Freddari C. Rapporti intracellulari Na +: K + nelle cellule tumorali umane come rivelato dalla microanalisi a raggi X a dispersione di energia. JCell Biol. 1981;90(3):769-777. doi:10.1083/jcb.90.3.769

Mahmud R, Rahman MM, Alam I, Ahmed KGU, Kabir AKMH, Sayeed SKJB, Rassel MA, Monayem FB, Islam MS, Islam MM, Barshan AD, Hoque MM, Mallik MU, Yusuf MA, Hossain MZ. Ivermectina in combinazione con doxiciclina per il trattamento dei sintomi di COVID-19: uno studio randomizzato. J Int Med Res. 2021 maggio;49(5):3000605211013550. doi: 10.1177/03000605211013550. PMID: 33983065; PMCID: PMC8127799.

Krolewiecki LA, Lifschitz LA, Moragas M, Travacio M, Valentini RE, Alonso DF, Solari RE, Tinelli MA, Cimino RO, Álvarez L, Fleitas PE, Ceballos M, Golemba M, Fernández F, Fernández de Oliveira RE, Astudillo SOL, Baeck I, Farina J, Cardama GA, Mangano A, Spitzer E, Gold S, Lanusse C. Effetto antivirale dell'ivermectina ad alte dosi negli adulti con COVID-19: uno studio randomizzato proof-of-concept. EClinicalMedicina. 18 giugno 2021; 37:100959. doi: 10.1016/j.eclinm.2021.100959. Erratum in: EClinicalMedicine. 2021 settembre;39:101119. PMID: 34189446; PMCID: PMC8225706.

L'effetto del trattamento precoce con ivermectina su carica virale, sintomi e risposta umorale in pazienti con COVID-19 non grave: uno studio clinico pilota, in doppio cieco, controllato con placebo, randomizzato Carlos Chaccour
Aina Casellas Andrés Blanco-Di Matteo Iñigo Pineda Alejandro Fernandez-Montero Paula Ruiz-Castillo Mary-Ann Richardson Mariano Rodríguez-Mateos Carlota Jordán-Iborra Joe Brew Francisco Carmona-Torre Miriam Giráldez Ester Laso Juan C. Gabaldón-Figueira Carlota Dobaño Gemma Moncunill José R. Yuste Jose L. Del Pozo N. Regina Rabinovich Verena Schöning Felix Hammann Gabriel Reina Belen Sadaba Mirian Fernández-Alonso
Accesso aperto Pubblicato: 19 gennaio 2021 DOI: https://doi.org/10.1016/j.eclinm.2020.100720

Borm CDJM, Smilowska K, de Vries NM, Bloem BR, Theelen T. Come lo faccio: la valutazione neuro-oftalmologica nella malattia di Parkinson. J Parkinson Dis. 2019;9(2):427-435. doi:10.3233/JPD-181523

1.Lide, David R., editore. Manuale CRC di chimica e fisica, 88a edizione. Boca Raton, Florida: Gruppo Taylor & Francis, 2008.

2.Yaws, Carl L. The Yaws Handbook of Physical Properties for Hydrocarbons and Chemicals. Houston, TX: Gulf Publishing Company, 2005.
3. "Fluoro". Tavola periodica Chemicool. Chemicool.com. 16 ottobre 2012. Web. 14/10/2020 <https://www.chemicool.com/elements/ fluorine.html>.

Jansson B. Potassio, sodio e cancro: una recensione. J Environ Pathol Toxicol Oncol. 1996;15(2-4):65-73. PMID: 9216787

https://ccr.cancer.gov/news/article/high-levels-of-potassium-inside-tumors-suppressimmune activity#:~:text=Potassium%20released %20da%20tumore%20morto, tumori%20eludono%20le%20difese%20del %20corpo.

Accademia delle scienze di New York (2019). Programmi nazionali di controllo e prevenzione per i disturbi da carenza di tiamina: materiali di riferimento tecnico. New York.

Carenza di tiamina e malaria negli adulti del sud-est asiatico Dr S Krishna, DPhil/ AM Taylor, PhD/ W Supanaranond, MDS/ Pukrittayakamee, Dphil/ F ter Kuile, PhD/ KM Tawfiq PAH/ Holloway, PhD/ NJ White, FRCP Pubblicato: febbraio 13, 1999 DOI:https://doi.org/10.1016/S0140-6736(98)06316-8

Kim J, Lee JJ, Kim J, Gardner D, Beachy PA. L'arsenico antagonizza la via Hedgehog prevenendo l'accumulo ciliare e riducendo la stabilità dell'effettore trascrizionale Gli2. Proc Natl Acad Sci US A. 2010 Jul 27;107(30):13432-7. doi: 10.1073/pnas.1006822107. Epub 2010 12 luglio. PMID: 20624968; PMCID: PMC2922148.

Borio L, Frank D, Mani V, et al. Morte dovuta ad antrace inalatorio correlato al bioterrorismo: rapporto di 2 pazienti. GIAMA. 2001;286(20):2554–2559. doi:10.1001/jama.286.20.2554

Jeremy Sobel, Botulism, Clinical Infectious Diseases, Volume 41, Numero 8, 15 ottobre 2005, Pagine 1167–1173, https://doi.org/10.1086/ 444507

https://www.health.harvard.edu/a_to_z/plague-yersinia-pestis-a-to-z

The Apocalypse Factory: Plutonium and the Making of the Atomic Age di Steve Olson

https://medicine.iu.edu/news/2020/04/Types-of-vitamin-Econsumed-by-children-linked-to-lung-function

https://www.cdc.gov/mmwr/volumes/68/wr/mm6847e1.htm

https://www.gavi.org/vaccineswork/covid-19-vaccine-race

https://en.wikipedia.org/wiki/Pfizer
%E2%80%93BioNTech_COVID-19_vaccine

https://www.gavi.org/vaccineswork/there-are-four-types-covid19-vaccines-
heres-how-they-work

https://pubmed.ncbi.nlm.nih.gov/9875229/

https://journals.plos.org/plosone/article?id=10.1371/
journal.pone.0217509

Hakamifard A, Soltani R, Maghsoudi A, Rismanbaf A, Aalinezhad M, Tarrahi
MJ, Mashayekhbakhsh S,
Dolatshahi K. L'effetto della vitamina E e della vitamina C nei pazienti con
polmonite da COVID-19; uno studio clinico controllato randomizzato.
Immunopatol Persa. 2021;7(2):e0x.
DOI:10.34172/ipp.2021.xx

https://www.cdc.gov/vaccines/covid-19/health-departments/breakthrough-
cases.html
L'espressione di GLUT1 nei tumori promuove la sopravvivenza delle cellule
tumorali https://cancerres.aacrjournals.org/content/65/9_Supplement/
531.4

(MPV significativamente più alto trovato nei pazienti diabetici.)
https://www.ncbi.nlm.nih.gov/pmc/articles/PMC3425267/

(Il diabete sottoregola l'espressione di GLUT1 nella retina e nei suoi microvasi
ma non nella corteccia cerebrale o nei suoi microvasi)
https://pubmed.ncbi.nlm.nih.gov/10866055/

(Volume medio delle piastrine come possibile biomarcatore della
progressione del tumore nel cancro del retto)
https://pubmed.ncbi.nlm.nih.gov/27802192/

http://www.ijpab.com/form/2017%20Volume%205,%20issue%206/IJPAB-2017-5-
6-208-214.pdf

https://www.webmd.com/heart-disease/guide/homocysteinerisk

https://www.ahajournals.org/doi/pdf/10.1161/01.CIR.0000165142.37711.E7

Correlazione MPV-B12
https://jag.journalagent.com/actamedica/pdfs/ACTAMED-43434-ARTICOLO_ORIGINALE-AKTAS.pdf

L'omocisteina predice nella polmonite ospedaliera)
https://pubmed.ncbi.nlm.nih.gov/33319686/

Miopericardite complicata da embolia polmonare in un paziente immunocompetente con infezione acuta da citomegalovirus: un caso clinico
https://www.ncbi.nlm.nih.gov/pmc/articles/PMC3999874/

https://todaysveterinarypractice.com/todays-technicianpediatric-wellness-care-vaccine-protocols-parasitemanagement-zoonotic-disease-prevention/

https://www.aap.org/en-us/Documents/
immunizzazione_overwhelm.pdf

https://www.cdc.gov/coronavirus/2019-ncov/vaccines/secondshot.html

https://academic.oup.com/cid/article/40/5/683/364547

https://academic.oup.com/ofid/article/5/10/ofy262/5139648
(suscettibilità al CMV)

https://academic.oup.com/emph/article/9/1/83/6128681

L'immunosoppressione intensiva riduce i decessi nella sindrome da tempesta di citochine associata a covid-19, secondo uno studio
BMJ 2020; 370 doi: https://doi.org/10.1136/bmj.m2935 (pubblicato il 22 luglio 2020) https://www.bmj.com/content/370/bmj.m2935

Tocilizumab in pazienti ospedalizzati con polmonite grave da Covid-19
Ivan O. Rosas, MD, Norbert Bräu, MD, Michael Waters, MD, Ronaldo C. Go, MD, Bradley D. Hunter, MD, Sanjay Bhagani, MD, Daniel Skiest, MD, Mariam S. Aziz, MD, Nichola Cooper , MD, Ivor S. Douglas, MD, Sinisa Savic, Ph.D., Taryn Youngstein, MD, et al. https://www.nejm.org/doi/full/10.1056/NEJMoa2028700

https://knowablemagazine.org/article/health-disease/2017/
norovirus-perfetto-patogeno

https://arstechnica.com/science/2018/04/weve-found-the-cellsnorovirus-targets-we-just-dont-know-what-they-do/

Roth AN, Carso SM. Meccanismi di Norovirus di antagonismo immunitario. Curr Opin Virol. 2016;16:24-30. doi:10.1016/j.coviro.2015.11.005

Holm CK, Jensen SB, Jakobsen MR, et al. Fusione virus-cellula come innesco dell'immunità innata dipendente dall'adattatore STING. Nat Immunol. 2012;13(8):737-743. Pubblicato il 17 giugno 2012 doi:10.1038/ni.2350

https://www.nature.com/articles/s41577-021-00526-x

Silenziamento reversibile dei genomi del citomegalovirus da parte dell'interferone di tipo I che regola la latenza del virus , Pubblicato: 20 febbraio 2014
https://doi.org/10.1371/journal.ppat.1003962

Holm CK, Jensen SB, Jakobsen MR, et al. Fusione virus-cellula come innesco dell'immunità innata dipendente dall'adattatore STING. Nat Immunol. 2012;13(8):737-743. Pubblicato il 17 giugno 2012 doi:10.1038/ni.2350

https://www.nature.com/articles/s41577-021-00526-x

https://journals.plos.org/plospathogens/article?id=10.1371/journal.ppat.1003962

https://www.hindustantimes.com/india-news/first-phase-trialof-covaxin-india-s-covid-19-vaccine-starts-on-375-people-report/story-B6PjvEIG802stUjuuYXxGJ.html

https://www.pennmedicine.org/news/news-releases/2017/ottobre/il-norovirus-evade-il-sistema-immunitario-nascondendo-le-rare-cellule-intestinali

https://academic.oup.com/emph/article/9/1/83/6128681

https://www.bmj.com/content/370/bmj.m2935

https://www.nejm.org/doi/full/10.1056/NEJMoa2028700

https://knowablemagazine.org/article/health-disease/2017/norovirus-perfetto-patogeno

https://arstechnica.com/science/2018/04/weve-found-the-cellsnorovirus-targets-we-just-dont-know-what-they-do/

Klein JR, Raulet DH, Pasternack MS, Bevan MJ. I linfociti T citotossici producono interferone immunitario in risposta all'antigene o al mitogeno. J Exp Med. 1982 aprile 1;155(4):1198-203. doi: 10.1084/jem.155.4.1198. PMID: 6174673; PMCID: PMC2186637.

https://portal.ct.gov/vaccine-portal/Vaccine-Knowledge-Base/Articles/mRNA-vs-Viral-Vector?language=en_US

Changotra H, Jia Y, Moore TN, Liu G, Kahan SM, Sosnovtsev SV, Karst SM. Gli interferoni di tipo I e di tipo II inibiscono la traduzione delle proteine del norovirus murino. J Virolo. Giu 2009;83(11):5683-92. doi: 10.1128/JVI.00231-09. Epub 2009 18 marzo. PMID: 19297466; PMCID: PMC2681988.